完全菜食が
あなたと地球を救う
ヴィーガン
Vegan

おいしい実践マニュアル付

日本ベジタリアン協会代表・歯学博士
国際ベジタリアン連合元学術理事
垣本 充

未来食つぶつぶ創始者
日本ベジタリアン学会理事
大谷ゆみこ

まえがき

欧米で一一〇余年の歴史を有する国際ベジタリアン連合（ＩＶＵ）の学術担当理事を八年間務め、西洋医学からヴィーガン食を研究する垣本充と、東洋哲学から究極の日本型ヴィーガン食を創造し、日本ベジタリアン学会指定校として全国で九〇校を超えるヴィーガン料理教室を開校する「未来食つぶつぶ」創始者の大谷ゆみこ、ともに三〇年以上この分野で研鑽を積んできたヴィーガン研究のオーソリティである二人が出会い、想像を絶するケミカルリアクション（化学反応）を起こしました。

東洋と西洋の出会い、まさにグローバルな視点から健康や環境問題を捉えた、いまだ紹介されたことのないヴィーガンの謎を解き明かします。

目次

第二章

乳幼児から高齢者までに健康をもたらすヴィーガン食――垣本 充

第三章 究極のヴィーガン食・未来食つぶつぶ——大谷 ゆみこ

第四章 西洋医学から見た「未来食つぶつぶ」

——垣本 充・大谷 ゆみこ

第五章

環境を破壊しないヴィーガン・ライフスタイル

――垣本　充

第六章 日本発、おいしい「未来食つぶつぶ」で世界貢献

――大谷 ゆみこ

第一章

完全菜食ヴィーガンを知る

――垣本 充

二〇二〇年はヴィーガン元年か？
アカデミー賞のレセプションがヴィーガン食に

韓国映画『パラサイト　半地下の家族』が作品賞を授賞し、ブラッド・ピットが初のオスカー（助演男優賞）を授賞して注目を浴びた、全米、いや全世界注目の映画の祭典・第九二回アカデミー賞授賞式が二月九日ロスアンゼルス市ハリウッドのドルビーシアターで開催されました。

今回の授賞式はこれまでとは明らかに違ったものになりました。

ノミネーターが集まる**昼食会と授賞式前に提供されたのが一〇〇％ヴィーガン料理。授賞式後のパーティーでも七〇％がヴィーガン対応メニュー**でした。

主催する米国映画芸術科学アカデミーは

「アカデミー賞は地球を守るための声明を出さなければならない。過去一〇年間、アカデミーは二酸化炭素（CO_2）排出量の削減に取り組んでいます。

私たちはカーボンニュートラル（生活で排出したCO_2の量と森林などに吸収されたCO_2の量を同等にする）という究極の目標を持って持続可能なプランを推し進めます。

今年、アカデミーでは、ペットボトル（水および他の飲料）の使用を廃止し、イベント全体を通してエネルギー効率の高いＬＥＤライトを使用します」（和訳要約）の声明を発表しました。

アカデミー賞だけではなく、一月に開催された**ゴールデン・グローブ賞でもヴィーガン料理**が提供されたのです。

アカデミー主演男優賞に輝いた**ホアキン・フェニックス**や今年一月のグラミー賞で五冠を達成した**ビリー・アイリッシュ**も**ヴィーガン**なのです。

今なぜ、ヴィーガンが注目されだしたのでしょうか？

なぜ、セレブが競ってヴィーガン志向になるのでしょうか？

ヴィーガンは、**「肉や魚、卵を食べないだけでなく、牛乳やチーズ、ヨーグルトなどの乳製品、蜂蜜なども食べない完全菜食者」**などと訳されているベジタリアンのカテゴリーの一つで、**自身の健康保持だけでなく環境負荷の少ない、地球にやさしいライフスタイル**だという考えが浸透してきたのです。

　これまで、**ポール・マッカートニー**や**マドンナ**、**キャメロン・ディアス**、そして今年オスカー受賞の**ブラッド・ピットもベジタリアン**だと紹介されてきました。

　彼らは植物性食品の他に乳や卵を食べるタイプだと思われますが、一方で、**ビヨンセやアリアナ・グランデ**は植物性食品しか食べない究極のベジタリアンといわれる**ヴィーガン**だという情報がメディアで流されています。

　しかし、ヴィーガン志向は何もセレブだけのものではありません。**ヴィーガン先進国の英国では二〇〇六年から二〇一五年の一〇年間でヴィーガン人口は三・五倍に増え、約五四万人に達すると英国ヴィーガン協会が調査結果を公表**しました。その後も増加の速度は上がっています。

　また、ヨーロッパの中で決してベジタリアン先進国とは言えないイタリアでも、二〇一七年、イタリア人のヴィーガン人口は前年比三倍、全人口の三％になったという報告があります。

時代の先端を行くIT長者たちがヴィーガンビジネスに投資をはじめた！

芸能界だけでなく、全米が誇るIT業界の成功者や、世界的に著名なスポーツ界の大物によるヴィーガンビジネスへのビッグな投資のニュースが報道されています。

プロテニスNo.1プレーヤーの**ノバク・ジョコビッチ**は自身のインスタグラムでヴィーガン料理の写真を紹介していましたが、体に優しい菜食を普及させるために**モナコにヴィーガンレストラン**を開店しました。

映画俳優の**レオナルド・ディカプリオ**は「**動物肉から植物ベースの肉に移行することは、気候への影響を減らすための最も重要な対策の一つです**」とのコメントを発表して、**ヴィーガンブランドの「ビヨンド・ミート」に巨額な投資**を行いました。

IT業界では、マイクロソフト会長の**ビル・ゲイツ**とツイッターを創設した**エヴァン・ウィリアムズ**の共同出資会社が、本物の畜肉と区別がつかないくらい**美味し**

いベジ（植物性）ミートを開発したと、欧米で大きな話題になっています。

ビル・ゲイツのブログ『ゲイツノート』に記載された食への提言「フューチャ**ー・オブ・フード（未来食品）」**で、彼は

「二〇五〇年までに世界の人口は九〇億人以上に増加し、肉に対する食欲もそれと共に成長します。

　肉の需要は二〇〇〇年から二〇五〇年に倍増するでしょう。しかし、肉を育てるには大量の土地と水を必要とし、環境に大きな影響を与えます。簡単に言えば、九〇億人の肉を生産する方法はありません。

　しかし、誰もがベジタリアンになるように求めることはできません。だから私たちは資源を枯渇させることなく肉を生産するために、もっと多くのオプション（選択肢）が必要です。**いくつかのエキサイティングな新しい企業が、鶏肉、牛ミンチ肉、さらには卵まで、植物ベースの代替品をつくり出しています。これらは持続可能に生産される食料です」**（和訳要約）

　と述べています。

　時代の先端を行くセレブたちがヴィーガン食に投資する動機は、**健康志向や食**

料・環境問題など、現代社会が抱える多様な問題と関係しています。

スイスインターナショナルエアラインズは、二〇一九年五月、世界最古のベジタリアンレストラン「ヒルトル（Hiltl of Zurich）」との提携一〇周年を祝う機内食を提供することを発表しました。

ヒルトルは二〇〇九年から、**スイス発の長距離路線の全クラスで肉を含まない機内食**を提供しています。


また、二〇一六年からは、ヴィーガンや食物アレルギーのある旅行者用に、スイスインターナショナルエアラインズ向けに**特別ベジタリアン食**を提供しており、二〇一八年には長距離路線で事前予約できるアラカルトメニューにヒルトル機内食が追加され、その提携を拡大しています。


また、エミレーツ航空の機内食は圧巻です。**ベジタリアンやヴィーガンだけでなく、ニラやニンニクなどを含まないオリエンタル・ヴィーガンメニューにも対応。**

日本のＡＮＡ（全日本空輸）も七種類のベジタリアン特別機内食やベジ・ハラ

ル・グルテンフリー兼用ライススナックの提供を行っています。

ベジタリアンとヴィーガンの歴史と理念

ヴィーガンの歴史を語るには、まずベジタリアンの歴史から入らなければなりません。ベジタリアンという言葉は、一九世紀のイギリスでつくられました。**「心身共に健康で生き生きしている」という意味のラテン語ベゲトゥスVegetus**が由来です。

一八四七年、マンチェスター聖書教会員らによって初期キリスト教のシンプルライフへの憧憬から、**「肉や魚は食べず、乳製品や卵の摂取は本人の選択に任せ、穀物、野菜、豆類の植物性食品を中心にした食生活を行う」運動**が展開され、世界で初の**ベジタリアン市民団体すなわち英国ベジタリアン協会**が発足したときにできた言葉です。

明治の中頃にベジタリアンを日本語に訳すときに「菜食」としてしまったことか

ら、「ベジタリアン」＝野菜を食べる人、のように勘違いされて広まってきた経過がありますが、**真の意味は「心身が元気になる食事をする人」**という意味です。

その後、ベジタリアン市民団体は欧米各国でつくられ、一九〇八年ドイツのドレスデンでベジタリアン団体の統括機関の**国際ベジタリアン連合（ＩＶＵ）**が発足しました。

「ヴィーガン」という言葉は、一九四四年に英国ベジタリアン協会会員の中で乳や卵を食べず植物性食品しか食べない人たちが集まり、英国ヴィーガン協会が設立されたときに設立者の一人であるドナルド・ワトソンによって**「すべての動物の命を尊重し、犠牲を強いることなく生きるライフスタイル」の名称**として造語されました。

すなわち、**ヴィーガン協会は卵や乳製品などの動物性食品の摂取に反対する人たちで結成された**のです。

一九六〇年、Ｈ・Ｊ・ディンシャーは米国ヴィーガン協会を設立し、ヴィーガニズムをジャイナ教のアヒンサー（生物に対する非暴力）の概念に結びつけ、ヴィーガンが動物愛護の人たちと深い関係を形成するようになっていきます。

ベジタリアンとヴィーガンのタイプ

ベジタリアンとヴィーガンの歴史をたどってきましたが、その流れで、現在、ベジタリアンには様々なカテゴリーがあります。
食べ方だけでなく宗教、哲学やライフスタイルまで細かく分類するとかなりの数にのぼります。

一般的には、**ベジタリアンは「レッドミートを食べない人」**という意味です。しかし、食品学に詳しくない翻訳家がレッドミートを赤肉と訳していることが度々あり、誤解を招いていますが、**レッドミートは牛や豚、羊などの畜肉が正式な訳語**です。

動物性食品を一切食べず植物性食品のみを食べるヴィーガン、植物性食品を中心に乳製品も食べるラクト・ベジタリアン、さらに卵まで食べるラクト・オボ・ベジタリアン、植物性食品の他に魚介類も食べるペスコタリアン、魚介のほかに鶏肉も食べるポーヨー・ベジタリアン……それらも総称してベジタリアンと呼ばれています。

《ベジタリアンのタイプ》

❶ヴィーガン（完全菜食）：米、小麦などの穀物や、豆、野菜などの植物性食品のみを食べ、畜肉、魚、卵など全ての動物性食品の他、蜂蜜も食べないタイプ。

❷ラクト・ベジタリアン（乳菜食）：植物性食品に加えて牛乳や乳製品（チーズ、ヨーグルト）などを食べるタイプ。

❸ラクト・オボ・ベジタリアン（乳卵菜食）：植物性食品と乳・卵を食べるタイプで、欧米のベジタリンの大半がこれに該当する。

❹ペスコ・ベジタリアン（魚乳卵菜食）：植物性食品と乳・卵・魚を食べるタイプ。このタイプには植物性食品のほかに魚は食べるが、乳・卵は食べない人たちがいる。

❺ポーヨー・ベジタリアン（鶏魚乳卵菜食）：植物性食品と乳・卵・魚・鶏肉を食べるが、畜肉は食べないタイプ。

国際ベジタリアン連合（ＩＶＵ）や英国ベジタリアン協会は❹と❺をベジタリアンと認めていませんが、一般的に彼らはデミベジと呼ばれ、米国では❶から❺までのメニューに対応できるデミベジ・レストランが流行しています。

《ヴィーガンのタイプ》

❶**ダイエタリーヴィーガン**：植物性食品しか食べないが、衣料品などについては植物性製品にこだわらないタイプ。

フルータリアン：植物が収穫後も死滅しないように、実や葉だけを食べ、根などを食べないタイプ。

オリエンタルヴィーガン：植物性食品の中でも、五葷《ごくん》と呼ばれるニラ、ニンニクなどネギ科の植物を避けるタイプ。

❷**エシカルヴィーガン**：食事だけでなく、化粧品や衣服などの生活用品全般で植物性のものを使用し、毛皮やダウン、皮革、ウール、シルクなどの製品を使用しないタイプ。

などに分類されています。

第二章
乳幼児から高齢者までに健康をもたらすヴィーガン食

――垣本　充

米国栄養食料アカデミーがヴィーガン食を科学的に支持

世界のベジタリアン・ヴィーガン食に関する科学的な研究を紹介します。

二〇〇九年には**米国栄養学会誌（JADA）**誌に**米国栄養士会**がベジタリアン食だけでなくヴィーガン食を推奨する下記のような論評を発表しました。

「適切に献立されたベジタリアン食（ヴィーガン食を含む）は、健康的でかつ栄養学的に適切であり、ある種の病気に対する予防や治療に有益であるというのが、米国栄養士会の立場である。適切なベジタリアン食は、妊娠中、授乳中、乳幼児、思春期、青年期、老齢期、そしてアスリートを含めて、全てのライフサイクルにおいて適切である」

この流れにはカナダ栄養士会も同調し、二〇一六年に同じ米国栄養学会誌に米国栄養食料アカデミーがベジタリアン・ヴィーガン食を科学的に支持する同様の論評を発表し、完全菜食と言われるヴィーガン食が時代のトレンドとして注目されるようになりました。

これまでにも、**菜食の、ガン・心筋梗塞・脳卒中などの生活習慣病予防効果**が権威ある学会誌や学術誌に度々紹介されてきましたが、**今回は予防だけでなく治療にも有効**だとの内容が加えられたことが医学界にも衝撃を与えました。

二〇一九年より、**ニューヨーク市の公立校約一二〇〇校すべてで、毎週月曜日はベジタリアン給食を提供**していることを発表しました。

すでに数年前から、毎日ヴィーガンメニューが選べるようにしていましたが、それに加え、毎週月曜日は全生徒に対してポール・マッカートニーが提唱するミートフリーマンデーに倣って、肉なしの食事を採用することで、これからの世代の健康と地球環境を守ると述べています。

また、**この動きをサポートしてきたブルックリン自治区長のエリック・L・アダムスは、自身がヴィーガン食を取り入れて2型糖尿病を克服**しています。

ヴィーガン食のガン予防メカニズム

二〇一八年の厚生労働省人口動態調査によれば、日本人の死因第一位はガン（悪性新生物）で、約三人に一人はガンで亡くなっていて、一九八一年以来その死亡率は年々増え続けています。

三大生活習慣病の心筋梗塞や脳卒中は年度によって死亡率に変動があるのですが、ガンは右肩上がりで推移し、この約四〇年間の死亡率はずっとトップで改善が全く見られません。

二〇一五年にＷＨＯ国際ガン研究機関（ＩＡＲＣ）（仏国・リヨン）が発表した「加工肉は大腸ガンの発症を一八％アップする」というニュースは、米国有力紙『ワシントンポスト』や『ＵＳトゥデー』に大きく取り上げられるほど全世界に衝撃を与えました。

ＩＡＲＣは一九六五年にＷＨＯ（世界保健機関）の外部組織として、発ガンのメカニズム解明や予防などを研究する目的で設立され、ガン研究に関して国際的に高く評価される多くの研究成果を上げています。

食生活と疾病の研究を続けていた私は、食と発ガンの関係について高度な専門分野の情報を得るために、一九八九年にリヨンのＩＡＲＣ多段階発ガン研究部で研修を受けました。

今回はその経験を活かして発ガンのメカニズムの説明から始めたいと思います。

ガンを発症するまでには、正常細胞がいくつかの段階を経てガン細胞へ変化していく過程があり、この一連の過程を**多段階発ガン**といいます。

第一段階は発ガン物質（イニシエーター）によって細胞の遺伝子が障害を受け、変異を起こす段階（イニシエーション）です。

第二段階はプロモーターと呼ばれる物質による作用で障害を受けた遺伝子を持つ細胞が増殖する段階（プロモーション）とされます。

ここまでの段階で、細胞はガン細胞に変化しておらず、増殖要因となる物質を摂取しなければ、細胞が持っている修復機構が働き、元の正常な状態に戻ったり、細胞死（アポトーシス）したり、ガン化しない状態を維持すると考えられています。

第二段階目以降に、再度遺伝子に障害等を受けた場合、細胞がガン化するのです（プログレッション）。一度ガン化した細胞は、そのままでは正常細胞に戻ることはありません。

イニシエーターは、タバコのニコチン・タール、ハム・ソーセージの発色剤（亜硝酸塩）、ダイオキシンなどがあります。

プロモーターは、タバコをはじめ、アルコールや脂肪のほか、活性酸素など幅広い要因が認められています。

ＩＡＲＣが、ガン専門医学誌『ランセット・オンコロジー』に発表した詳細は、一〇カ国二二人のガン研究者が八〇〇の研究結果を分析したもので「**ハム、ソーセージやベーコンなどの加工肉を一日五〇グラム摂取すると、大腸（結腸・直腸）ガンの発ガンリスクは一八％増加し、畜肉（牛、豚、羊など）を一日一〇〇グラム摂取すると、大腸ガンの発ガンリスクは一七％増加する**」という内容でした。

ＩＡＲＣのガン発症総合評価によれば、加工肉はタバコやアスベストと同じ最も強い発ガン性を示すグループ1（発ガン性が認められると断定された化学物質・混合物・環境）に、畜肉は除草剤のグリホサートと同じ強い発ガン性を示すグループ2Aに分類されました。

この報告によれば、**加工肉五〇グラムはホットドッグ一本とベーコンスライス二枚に相当し、加工肉は大腸ガンと胃ガン、畜肉は大腸ガン、膵臓ガン、前立腺ガン発症と関連性がある**としています。

ベルケル博士らによるオランダでのＳＤＡ（菜食のキリスト教信者）調査によれば、**ベジタリアンのガンによる死亡率は一般国民と比べて五〇％、部位別では肺ガン四三％、大腸ガン四三％、乳ガン五〇％、胃ガン五九％**でした。

また、米国ロマリンダ大学のＳＤＡ調査では、**乳ガンの発症は非ベジタリアンや乳卵ベジタリアンに比べてヴィーガンが最も低い値を示しました。**

その理由として、**ベジタリアンやヴィーガンが野菜から多く摂取するベータカロテンやリコピンなどのファイトケミカルの、体内活性酸素への抗酸化作用が各種ガンの予防効果を有し、また、同様に多く摂取する食物繊維は腸内環境を整えて大腸**

ガンを予防すると考えられています。

ＩＡＲＣ、国連食糧農業機構（ＦＡＯ）、米国立ガン研究所などに所属する一二〇人以上の研究者が世界各国四五〇〇以上の研究データを分析した「**米国ガン研究財団の報告書**」の全一四条からなる「**ガン予防ガイドライン**」の第一条には「**主として植物性の食事、すなわち多様な野菜と果実、豆類、ほとんど精製していないデンプンを主成分とした食物を選択する**」、第七条には「**畜肉の摂取を一日八〇グラム以下にする**」ことが表記されています。

動物性食品のデメリットや植物性食品のメリットが見直されるとともに、一般食からベジタリアンへ、そして、ベジタリアンは植物性食品一〇〇％のヴィーガンへの移行が始まってきたように思います。

ガンと菜食――肉食のデメリット

二〇一五年にＷＨＯ国際ガン研究機関（ＩＡＲＣ）が「加工肉を一日五〇g摂取すると大腸ガンの発症が一八％アップする」というニュースが、米国有力紙ワシントンポストやＵＳトゥデーに大きく取り上げられるほど全世界に衝撃を与えたことは既に紹介しました。

そのＩＡＲＣは「発ガン性リスク一覧」（次頁表）を発表し、世界のガン研究に大きな影響を与えています。

それでは、加工肉や畜肉はガン発症リスクでどのような位置を占めているのでしょうか。

ハム・ソーセージやベーコンなどの加工肉は、タバコやアスベストと同じ最も強い発ガン性を示すグループ１に、畜肉は食肉発色剤の亜硝酸塩から体内でつくられるニトロソアミンや整腸剤に含まれるクレオソート等と同じグループ２Ａに分類されています。

WHO 国際ガン研究機関　発ガン性リスク一覧

グループ1 （120種類）	人に対する発ガン性がある。 (Carcinogenic to humans) 例）加工肉、アスベスト、放射線、アフラトキシン、煙草、アルコール等
グループ2A （81種類）	ヒトに対しておそらく発ガン性がある。 (Probably carcinogenic to humans) 例）畜肉、ニトロソアミン、ベンゾピレン、クレオソート、紫外線等
グループ2B （299種類）	ヒトに対して発ガン性がある可能性がある。 (Possibly carcinogenic to humans) 例）活性酸素、ウィルス、アセトアルデヒド、クロロホルム、鉛等
グループ3 （502種類）	ヒトに対する発ガン性について分類できない。 (Not classifiable as to its carcinogenicity to humans) 例）サッカリン、マラチオン、合成着色料（赤色２号）、亜硝酸塩等

それでは、なぜガンの発症に肉類が関係するのでしょうか？

肉類とガンとの関係については、そのメカニズムに関する強力なデータがあります。

塩漬けや燻製などの肉の加工方法によってニトロソ化合物などの発ガン性物質が形成されます。

また、**焼く、揚げるなど高温で肉類を調理した場合もヘテロサイクリックアミンなどの発ガン性物質が形成**されるのです。

また、植物性食品はがん発症を予防するのでしょうか？

米国ガン研究財団は、ガン予防のために六七〇頁におよぶ膨大なレポート（二〇〇七年）を発刊しました。そのレポート中に次のような「ガン予防の一四カ条」を公表しています。

ガン予防の一四カ条

❶野菜や果物、豆類、精製度の低いデンプン質などの主食食品が豊富な食事をする。
❷BMI（体重kg÷身長m÷身長m）を一八・五〜二五に維持し、成人期の体重増加は五kg未満にする。
❸一日一時間の速歩を行い、一週間に合計一時間は強度の強い運動を行う。
❹一日四〇〇〜八〇〇gまたは五皿以上（一皿は八〇g相当）の野菜類や果物類を食べる。
❺一日に六〇〇〜八〇〇gまたは七皿以上の穀類、豆類、芋類、バナナなどを食べる。
❻飲酒は勧められない。飲むなら一日男性は二杯（＝日本酒一合）、女性一杯以下。
❼畜肉（レッドミート）を一日八〇g以下に抑える。
❽動物性脂肪を控え、植物油を使用して総エネルギーの一五〜三〇％の範囲に抑える。

❾食塩は一日六g以下。調味に香辛料やハーブを使用し、減塩の工夫をする（酢の使用もよい）。
❿常温で長時間放置したり、かびが生えた食物は食べないようにする。
⓫腐敗しやすい食物の保存は、冷蔵庫で冷凍か冷却する。

⓬添加物、汚染物質、その他の残留物は、適切な規制下では特に心配はいらない。

⓭黒焦げの食物を避け、直火焼きの肉や魚、塩干燻製食品は控える。

⓮この勧告を守れば、サプリメントはあえてとる必要はなく、サプリメントだけではガン予防にも役立たない。
※❾に関して、米国高血圧教育プログラム共同委員会では高血圧予防として、食塩からのNaの摂取時にKの豊富な植物性食品を摂ることが推奨されています。その際、重要なことはKとNaの比率であり、単なる食塩の量ではないとしています。
このように、一四項目のうち、四項目に植物性食品の推奨と三項目で肉類の制限を記しています。

ガンと菜食――菜食のメリット

前節では、IARCが公表している「発ガンリスク一覧」を示し、ハム・ソーセージやベーコンなどの加工肉は、タバコやアスベストと同じ最も強い発ガン性を示すグループ1に、畜肉は紫外線や整腸剤に含まれるクレオソート等と同じグループ2Aに分類されていることや、米国ガン研究財団の「ガン予防の一四カ条」の三項目で肉類の制限が記されており、肉の焦げに含まれるヘテロサイクリックアミンや、ハム・ソーセージなどの発色剤の亜硝酸塩から体内で生成されるニトロソアミン等の発ガン性物質など、ガン予防における肉食のデメリットについて報告しました。

その一方で、**「ガン予防の一四カ条」の四項目でガン予防に植物性食品が有効であることを公表しています。**

今回は、植物性食品とガンとの関係について、そのメリットについてエビデンスを交えて解説したいと思います。

ガン予防として近年注目されているのが、**ファイトケミカル**と呼ばれる植物性成分です。ファイトケミカルは野菜、果物、穀類などに含まれていて、茶葉やぶどうなどに含まれる**ポリフェノール**、大豆に含まれる**イソフラボン**、緑黄色野菜に含まれる**カロテノイド**などをあげることができます。

ファイトケミカルは、遺伝子（DNA）を傷つける体内活性酸素への抗酸化作用があることから、ガン予防効果があります。

ニンニクを日常的に食べているイタリアや中国のある地方では**胃ガンの発症率が低い**ことや、**ニンジン**や**セロリ**などの野菜の摂取は、**大腸ガン、食道ガン、肝臓ガン、前立腺ガンなど多種多様なガンを予防する**などの莫大な疫学調査などを基にした研究によって、米国立ガン研究所は、**ガン予防に効果のあるデザイナーフーズ計画**（次頁表参照）を発表しました。

デザイナーフーズは、ガン予防のほかに、体の免疫力を高めて細菌やウィルスの感染を防いだり、生活習慣病を予防する働きも持っているとされています。

また、国内では、三重大学医学部が日本癌学会で発表した報告によれば、リンゴ・

米国ガン研究所デザイナーフーズ計画
ガン予防食品（重要度順）

ニンニク、キャベツ、甘草（リコリス）、大豆、ショウガ、セリ科の植物（ニンジン、セロリ、パースニップ）
タマネギ、茶、ウコン（ターメリック）、玄米、全粒小麦、亜麻、柑橘類果実（オレンジ、レモン、グレープフルーツ）、ナス科の植物（トマト、ナス、ピーマン）、アブラナ科の植物（ブロッコリー、カリフラワー、芽キャベツ）
マスクメロン、バジル、タラゴン、カラスムギ、ハッカ、オレガノ、キュウリ、タイム、アサツキ、ローズマリー、セージ、ジャガイモ、大麦、ベリー

ポリフェノールの発ガン予防効果をマウスによる動物実験で検証し、**リンゴ・ポリフェノールのガン細胞の増殖抑制についての有効性を確認しました。**

　また、そのメカニズムとして、培養細胞レベルで**リンゴ・ポリフェノールに含まれるプロシアニジンが、ガン細胞の自殺（アポトーシス）を誘導**することを確認しました。

　細胞は一般に、放射線や紫外線、活性酸素や各種発ガン物質やウイルスなどによってＤＮＡに損傷を受けることでガン化するとされています。

　また、ガン細胞は、ＤＮＡ修復機構や細胞死により除去されることも知られています。

研究では、リンゴ・ポリフェノールを摂取したマウスは、摂取しないマウスに比べて腫瘍の数や重量が抑制されたことが明らかになりました。

さらに、**リンゴ・ポリフェノール中に五〇％前後含まれるプロシアニジン（ポリフェノールの一種）という成分が、特に発ガン抑制に対して有効**であることも明らかになりました。

「ガンと菜食」の項で解説した発ガンのメカニズムでは、ガンが発症するまでには正常細胞がいくつかの段階を経てガン細胞へ変化していく過程があり、イニシエイターやプロモーターも多くが日常的に存在するものであり、ＤＮＡが変異した細胞は誰にでも日常的に発生し、毎日数千個のガン細胞も発生していると考えられています。

しかし、細胞自体にこの遺伝子変異を修復するメカニズムもあり、また免疫細胞によってても排除されるため、ガンにならずにすんでいるのです。

このようなガン発症メカニズムにおいて、植物性食品、とりわけポリフェノールなどのファイトケミカルによる抗ガン作用は、今後さらなるメカニズムの解明が進むと期待されています。

菜食の生活習慣病予防効果――心筋梗塞・脳卒中

日本人の死因第一位のガンについては前節で菜食との関係について説明しました。今回は**第二位の心筋梗塞**（などの虚血性心疾患）および**第四位の脳卒中**（などの脳血管疾患）と菜食の関係を取り上げたいと思います。

二〇一八年の厚生労働省人口動態統計によれば、この二つの病気の死亡率は、心筋梗塞一六・八％、脳卒中八・七％の合計は二五・五％で、ガンの数値三〇・一％に次ぐ高い数値を示しています。この章で詳しく述べますが、実は**心筋梗塞と脳卒中は同じ原因で発病するのです。**

このように、日本人の死因の半数以上は、ガン、心筋梗塞、脳卒中の三大生活習慣病で死亡しています。

米国ロマリンダ大学が行った、約二万五千人のベジタリアンを対象にして二一年間にわたる種々の病気の死亡率調査では、**心筋梗塞、脳卒中の死亡率がともに、ベジタリアンは普通食の人に比べて五〇％以下の値**を示しました。

これらの二つの病気は発病に共通の原因が認められています。それが**高脂血症から導かれる動脈硬化症**なのです。

高脂血症とは、血中のコレステロール値や中性脂肪値が高い「血液ドロドロ」の状態です。

高脂血症は動脈にコレステロールなどの脂質からなるアテローム（粥腫：コレステロール誘導体を大量に含んだ脂質の塊）をつくり、次第に血管を細く弱くしてしまいます。これが動脈硬化です。

そして、**アテロームが破れると血栓がつくられ動脈は完全に塞がれます。心臓を取り巻く冠動脈でこの現象が起きた場合は心筋梗塞、脳の動脈で起きた場合は脳卒中（脳梗塞）**が発症されるのです。

世界的に著名な医学誌の一つである英国医師会誌（ＢＭＪ）に掲載された、ヴィーガン、ベジタリアン（乳卵菜食）、非菜食者（肉食）など約三二〇〇名を対象とした**血中コレステロール調査**では、**肉食者はヴィーガンの約一・二倍、ベジタリアンの約一・一の値**を示しました。

そして、コレステロールの内でも動脈硬化を促進し、**悪玉と呼ばれるLDL－コレステロール値が、ヴィーガンやベジタリアンは肉食者よりも低い**ことが報告されています。

コレステロールのうち、**LDL－コレステロール**は、細胞内に取り込まれなかった余分なコレステロールを血管内に放置して動脈硬化を引き起こすため、**悪玉**と呼ばれています。

一方、**HDL－コレステロール**は、血管内壁に溜まったコレステロールを集めて肝臓まで運び、動脈硬化を予防するので、**善玉**と呼ばれています。

ベジタリアンの主要な栄養源の一つである**大豆タンパクが善玉と呼ばれるHDL－コレステロール値を高める働きや、大豆やエゴマなどの植物油に含まれるα－リノレン酸などのn－3系脂肪酸が血中の中性脂肪値を低下させる作用**を有することが明らかにされています。

さらに、**コレステロールを原料として肝臓で作られる胆汁酸は脂肪を消化する働きを持っています。**

十二指腸に分泌された胆汁酸は小腸で吸収されて肝臓に戻りますが、この時、食物繊維がたくさんあると、胆汁酸は吸収されずに排泄されてしまうので、体内の胆汁酸が不足した状態になり、肝臓は新しく胆汁酸をつくるために血中コレステロール値は低下します。


ベジタリアンは飽和脂肪酸を含む動物性脂肪の摂取が少なく、逆に食物繊維の摂取が多いので、血中コレステロール値が低く保たれるために動脈硬化症を予防し、結果的に心筋梗塞や脳卒中発症の危険性を少なくしているのです。

菜食の生活習慣病予防効果
――高血圧症、糖尿病、骨粗鬆症、認知症

ガン、心筋梗塞、脳卒中と菜食の関係については既に説明を加えました。

ここでは、高血圧症、糖尿病、骨粗鬆症、認知症を取り上げたいと思います。

心臓が収縮するときの最も高い血圧を最高血圧、拡張するときの最も低い血圧を最低血圧と呼びます。


〈高血圧〉


日本高血圧学会のガイドラインによれば、**高血圧症**と診断されるのは、**最高血圧が一四〇mmhg 以上、または、最低血圧が九〇mmhg 以上**の場合です。

日本では成人の約二五％、六五歳以上の高齢者では実に二人に一人が高血圧症と言われています。

高血圧症は、常に血管に高い圧力が加わって動脈が傷みやすくなり、血液の成分が

動脈の内壁に入りこんで、それにコレステロールが加わるなどして**動脈硬化を起こしやすくします。**前項で取り上げた心筋梗塞や脳卒中の発症原因の一つになるのです。

ヴィーガン、ベジタリアン（乳卵菜食）、普通食（非菜食）、約七五〇人を調査した米国臨床栄養学会誌によれば、**最高血圧、最低血圧ともに、ヴィーガンとベジタリアンは普通食よりも低い値を示しました。**

その詳細は、最高血圧および最低血圧ともに平均で約八mmhg低い値でした。ベジタリアンに高血圧症が少ない原因は豆や野菜を多く摂っていることと関係しています。**豆や野菜に多く含まれるカリウムは、血圧を上昇させる食塩のナトリウムを排泄して血圧を下げる働き**をします。

また、**大豆ペプチド、大豆イソフラボンが高血圧症や動脈硬化症を予防する**ことが知られています。

〈糖尿病〉

血液中のグルコース（ブドウ糖）値の高い状態が続く糖尿病は、1型と2型に分類されます。

ここでは、**生活習慣と関係の深い２型糖尿病**を取り上げます。糖尿病は他の病気との合併症が深刻な問題を引き起こします。その一つが**糖尿病による失明**です。

網膜には毛細血管が張り巡らされているため、高血糖が続くと損傷を受けて徐々に血管が詰まり変形し、出血を起こすようになります。

これが失明に繋がる糖尿病網膜症です。その他にも、高血糖による血管障害が心筋梗塞や脳卒中を発症させます。

ベジタリアンが糖尿病を発症しにくいのは、血糖値を低下させる食物繊維を多く摂っていることに起因しています。

〈骨粗鬆症〉

閉経後の女性の病気として知られる骨粗鬆症は日本人高齢女性の半数以上が患っています。

女性ホルモン・エストロゲンが欠乏すると骨からカルシウムが取り出されて骨が

もろくなるのですが、**大豆イソフラボンはエストロゲンと似た化学構造と働きをすることから、血中のカルシウムを骨に取り込んで骨粗鬆症を予防**します。

六〇、七〇、八〇歳代のベジタリアンと普通食女性各一〇〇人を対象にしたアンドリュース大学の研究では、**全ての年代でベジタリアンは普通食の人よりも骨ミネラル値（骨中のカルシウムなどのミネラルの割合）**が高いことが報告されています。

〈認知症〉

脳細胞が委縮したり、働きが悪くなったりする認知症は日常生活に支障が出るなど社会問題化しています。

この病気はアルツハイマー型と脳血管性の二つに分類されますが、**菜食が脳卒中を予防することから、脳血管性認知症を予防することは明らか**です。

また、ホモシステインの血中濃度が高いと、アルツハイマー型認知症のリスクが上がりますが、**野菜や豆に多く含まれる葉酸が血中ホモシステイン値を下げる効果**を持っています。

二〇一六年には、**米国栄養食料アカデミーが「適切に献立された菜食はある種の病気（生活習慣病など）の予防だけではなく治療にも有効である」**と公表しました。菜食は科学的な裏付けによって、未来志向の進歩した食事へと確実な歩みを始めたように思えます。

子どもの野菜嫌いと虫歯の関係

米国学術団体の**栄養食料アカデミー**は、二〇一六年の米国栄養学会誌（ＪＡＤＡ）上で、**「適切なベジタリアン食（含むヴィーガン食）は、妊娠中、授乳中、乳幼児、思春期、青年期、老齢機、そして運動選手を含めて、全てのライフサイクルにおいて適切である」**との声明を発表しています。

子どものベジタリアン・ヴィーガン食について国際的にはいろいろなニュースが発信されています。二〇一八年一月には**ニューヨークの公立小学校でオールベジタリアン給食を行う三校目がスタートし、校長は「健康的な食事に興味を示す児童自**

身の要望と主導によるものだ」と語っています。

また、二〇一九年九月ドイツでも国際的NPO「プロベグ」が指導したヴィーガンスクールの給食への取り組みに、国連が、健康と環境に良い影響を与えるとして「Climate Action Award（気候行動賞）二〇一八」を授与しました。

このように、欧米では子どもの菜食に関して、医学・栄養学・環境科学の面から公的な支援体制が整いつつあります。

食べ物に不自由しない飽食の時代と言われる現代、その食生活が関係して引き起こされる病気が子どもの健康をむしばんでいます。虫歯や歯ならびや噛み合わせの悪い子ども、骨がもろく骨折しやすい子ども、アレルギー、極度の肥満や高コレステロール血症の子どもまで大人同様に食生活のゆがみが子どもを襲います。

今回は、ベジタリアン・ヴィーガンの子育ての一例として、著者が菜食研究に取り組むきっかけになった研究の一つである栄養学雑誌や小児歯科学雑誌など学会誌に発表した論文をもとに、野菜と子どもの健康について解説したいと思います。

幼児の野菜嗜好と虫歯

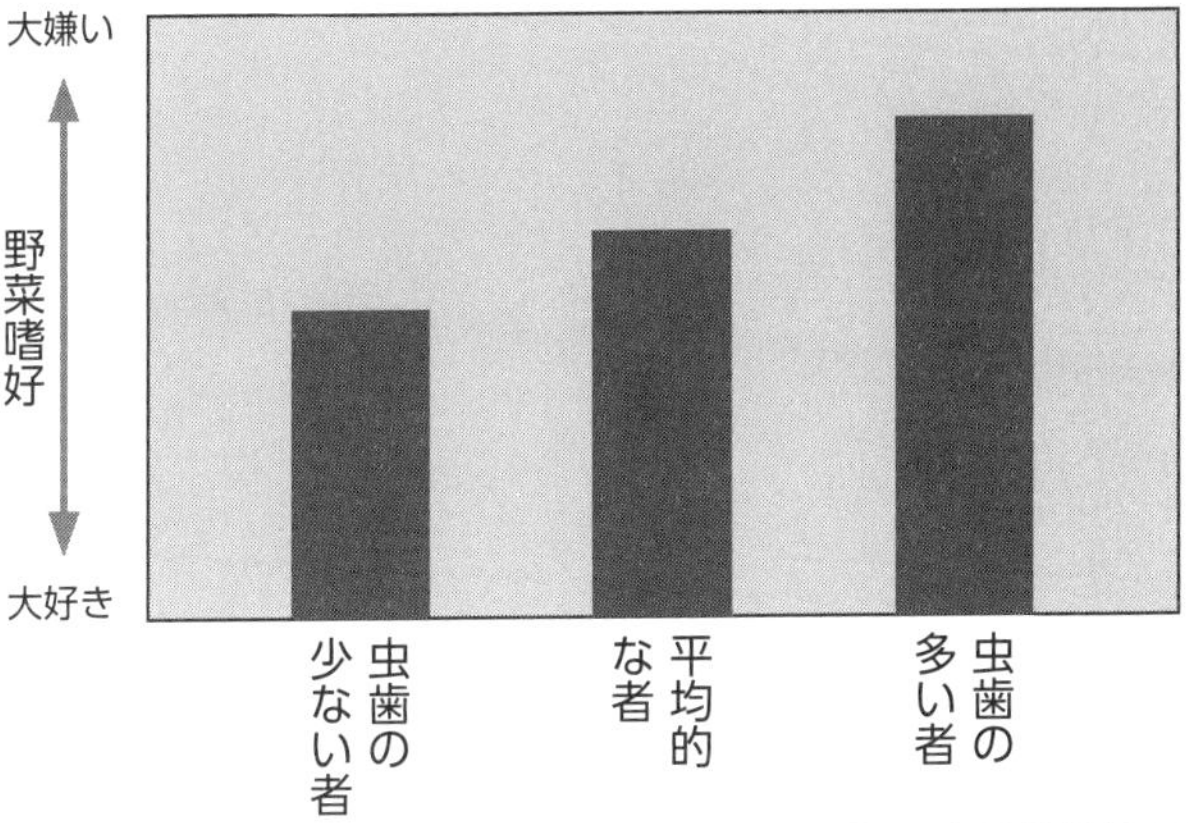

垣本充ほか：『小児歯科学雑誌』より

私の研究室で行った約三〇〇人の幼稚園児の食品嗜好調査によれば、図のように**虫歯の多い子どもほど野菜嫌い**という傾向を示しました。

野菜嫌いの子どもは離乳食のときから本能的に求める甘味を多く与えられ、苦味や酸味のある野菜が苦手になる傾向があるのです。

野菜の繊維が歯を清掃し、また繊維を噛むことによって唾液分泌を促進して虫歯菌がつくる酸の働きを弱めます。

また、**虫歯予防効果を有するミネラルのモリブデンが野菜には含まれている**ことなどから、野菜の摂取は虫歯を予防するのです。

虫歯は口の病気だけではありません。

虫歯菌が歯根の病巣をつくり、その病原菌が血液に入り込んで全身にバラまかれ、心臓病、腎臓病、肺炎、関節炎、リウマチなどの病気を誘発させます。

死因として虫歯をあげられることはありませんが、**心臓や腎臓の病気が死因とされる際に、重度の虫歯や歯槽膿漏が隠れている例があるのです。**

二〇一七年にネパールの菜食を体験しようと二週間足らず旅をしました。さすがに、釈迦の生誕地と知られている通り、菜食を常食としていました。

ネパールに行きたいと思ったきっかけは、以前、共同研究していた大阪歯科大学の研究員がネパールで小児歯科検診を行っており、**ネパールの子どもの虫歯は日本の同年齢の子どもに比べて五〇%以下で歯ならびも良い**と教えてくれました。

ネパールの子どもたちの食生活はヴィーガン食。朝食はパンと紅茶だけ、昼食は食べず、原則一日二食。昼食代わりにふかしイモなどを食べたりもしますが、夕食は米飯とダル（豆類）とトマトやタマネギなど野菜の漬け物。

食後にはスパリという固い木の実をかむ習慣があります。野菜や豆、イモなど繊維をよく噛む食事です。よく噛むと食べ物に含まれる繊維が歯をきれいに掃除します。

また、**唾液の分泌がよくなって虫歯菌が作る酸の働きを弱めます。**

とにかく、ネパールの子どもたちの歯はピカっと光っていました。

金メダリストや超エリート選手――ヴィーガンのアスリートたち

皆さんはマラソンをよくご存知だと思いますが、ウルトラマラソンって知っていますか?

ウルトラマラソンとは四二・一九五kmを超える距離を走るマラソンのことで、一定の距離を走るタイプと、一定の時間を走り続けるタイプ（その時間内に最も長い距離を走った者が優勝となる）があります。

ウルトラマラソンでは、一〇〇キロ走や二四時間走などが世界各地で行われています。

今回はまず初めに、**ウルトラマラソンで驚異的なランナーとして知られる米国の**

スコット・ジュレクを紹介したいと思います。

彼は「バッドウォーター・ウルトラマラソン」という灼熱のデスバレー（カリフォルニア州・一部ネバダ州）を走る大会で二度優勝。

二〇一〇年三六歳のとき、二四時間走でフルマラソン六回半の距離である約二七〇キロを走って全米新記録を樹立しました。

そして、**彼の偉大な記録に注目が集まった理由の一つは、彼がヴィーガンであることでした。**

人々の関心は、肉など動物性の食品も一切食べずに毎週二二五キロ以上を走るトレーニングを続けられる食事として完全菜食を不思議に思ったのです。

スコットは二四歳のとき、玄米、豆腐、テンペ（インドネシアの伝統的大豆発酵食品）、味噌などの食材を選び、一年半をかけてヴィーガンになったと言います。すぐに肉を止め、次に魚を絶ち、そして、卵、最後にミルクやチーズなどの乳製品も止めたのです。

「ヴィーガンになって最初に気づいたのは、余分な脂肪が取れて体が引き締まった

ことです。

トレーニング後の疲労回復時間も短くなりました。

ヴィーガンになった直後、血圧やコレステロール値が良好で何キロ走っても炎症が起こらなくなり、捻挫や怪我したりしても、自然治癒力が高めているのですぐ治ります。

アスリートのスポーツ寿命は五～一〇年くらいですが、四〇歳の私が今も現役で走ることができているのは菜食のお陰です」と彼は言います。

スポーツ栄養学の学習にも熱心で、アスリートとして必要なエネルギー（カロリー）補給のために**オリーブオイルやゴマ油、アボカド、アーモンドバターやピーナッツバター**、魚を食べないので魚に含まれているＤＨＡ－ＥＰＡ（ｎ－３系（オメガ３）脂肪酸）を体内でつくる**α－リノレン酸を含む亜麻仁油**を摂っています。

二〇〇九年には、米国栄養士会が米国栄養学会誌（ＪＡＤＡ）上で、**「ヴィーガンを含む菜食がアスリートにも適切な食事である」**との科学的論評を公表しています。

また、米国とカナダの栄養士会はアスリートに適正な食事ガイダンスを提供していますが、カナダ栄養士会はアスリートのためのタンパク質推奨量は、持久力を要する種目では体重一kg当たり一・二〜一・四グラム、抵抗運動や体力トレーニングでは体重一kg当たり一・六〜一・七グラム必要としています。

厚生労働省「日本人の食事摂取基準」の平均推奨量は体重一kg当たり一・二五グラムなので、それと同量くらいか、トレーニングではやや多くのタンパク質の補給が必要です。

タンパク質以外に、ヴィーガンアスリートはエネルギー（カロリー）、カルシウム、鉄、ビタミンB群の摂取に気を配るべきだと考えます。

スコット・ジュレクだけでなく、**オリンピック水泳で四つの金メダルを獲得したマレー・ローズ（オーストラリア）、オリンピック陸上競技で三大会連続金メダルを獲得したカール・ルイス（米国）**、同じく、**オリンピックマラソン二大会連続金メダリストのアベベ・ビキラ（エチオピア）**、**四〇〇メートルハードル金メダリストのエドウィン・モーゼス（米国）**や、**テニスのナブラチロワ（チェコ）**、**ボクシング世界王者のティモシー・ブラドリー（米国）**ら、**多様なスポーツでエリートと称される沢山のヴィーガンがいます。**

第三章

究極のヴィーガン食・未来食つぶつぶ

——大谷ゆみこ

日本のヴィーガン史
――あたりまえにヴィーガンの暮らしをしてきた日本人

上古代から続く日本神道には、穢《けが》れ、清《きよ》め、禊《みそ》ぎ、という概念があり、動物食を穢れとする感覚がありました。

動物食への忌避感は、とりわけ支配階級のなかに根強くあったようです。日本の支配階級は、平安時代までは貴族、鎌倉時代から江戸時代（明治維新まで）までは武士でした。僧侶は直接は統治しませんでしたが、支配階級に入るでしょう。

僧侶は正式にヴィーガンでしたし、貴族や武士たちもそれに準じました。元々戦闘集団である武士は狩りをしましたから、肉に対してもっと寛容であってもおかしくないと思うのですが、質実剛健という言葉が示すように彼らの食事は簡素かつ質素なもので、鳥獣肉は通常は食べなかったようです。

禊ぎは、巫女や神主が神の意図を読み取るために、菜食や水垢離《みずごり》などして身を清めることです。鍛錬した精神性の高い巫女や神主がさらに禊ぎをすることでその霊力が高まると考えられていたのです。

自分を高めるため、また穢れを払い清めるためには菜食が必要というのは宗教と言うより、日本民族の素直な本来性の表れとしての生活規範だったのです。

近年、日本各地の縄文遺跡から出土した土器からは炭化した雑穀粒が検出されています。出土したのは、ヒエ、アワ、キビなどのイネ科作物でした。縄文時代についての研究が進むに連れて、そのはじまりは一万六五〇〇年以前までさかのぼること、戦闘などの跡が無いこと、が解明されています。

紀元三世紀頃の『魏志倭人伝』によれば、当時の日本の食生活には「牛、馬、虎、豹、羊、カササギはなく、温暖で冬でも生野菜を食べる」「水に潜って貝や魚を捕る」という記述があります。

古代日本人は雑穀や米を主食として新鮮な野菜を食べ、魚介類は食べるが畜肉は

食べないペスコ・ベジタリアンの食生活だったことがわかります。

日本は、アジア諸国の中で唯一、家畜を飼う習慣のない国だったことが歴史学者の間でも知られています。

古事記・日本書紀の元になったと言われている古代文字で書かれた「ホツマツタヱ」という教育書には、穀物主体の菜食が、人間にとっての最上の食べ物と書かれています。

獣肉や鳥の肉を食べると肥満しスタミナが無くなるだけでなく、気力も衰え早死にすると、天照大神が自ら戒めています。鱗のある魚や貝は食べても良いが、三日間は大根を食べ続けて解毒する必要があるとも書かれています。

六七五年に天武天皇が「肉食禁止令」を発布して獣鳥肉だけでなく魚介類をも食べることを禁じました。その後、七三七年に聖武天皇が魚介類の摂取を許容しました。

その結果、**五穀を主食に野菜や豆、海草を食べ、何かの祝慶事に魚が特別のごちそうとして供されるという食生活が定着していきました。**

伝統を守っている京都の老舗の商家では、今も年に一回だけ魚料理を振る舞う習慣が残っています。

昔はその日以外は、**ごはんと汁と漬け物と菜のヴィーガン**だったそうです。

肉食禁止令が解かれたのは肉禁止令発布から一二〇〇年後、明治維新の後です。

九世紀に遣唐使として中国に渡った最澄や空海が帰国して起こした天台宗や真言宗には、仏典の戒律に基づく中国禅寺におけるヴィーガンの食事様式が伝えられ、**現在でも両宗の総本山である比叡山や高野山の宿坊ではヴィーガン料理が供されます。**

一三世紀、**曹洞宗の開祖・道元**は宋に留学して中国禅学を習得し、**食は修行の重要なテーマ**という教えを受けて、**精神修養の手段としての日本の風土に合う玄米菜食のヴィーガン料理を確立し、精進料理と名づけました。**

禅宗では人間が動物を殺して食べると、魂が曇り、瞑想の純度が落ちるとされ、食事を作ることも修行の一つであり、季節の食べ物を自分の手で調達することで、自然と調和し自然とのつながりや、自然の恩恵に対する感謝の心を深めることができると考えられていました。

植物性食品のみを使用する精進料理は、季節感を大切にし、五法（生、煮る、揚げる、焼く、蒸すの料理法）、五味（醤油、酢、塩、砂糖、辛の味）、五色（赤、青、黒、黄、白）の組み合わせを厳しく教えています。

五葷（ごくん：ネギ科ネギ属などに属するにんにく、ねぎ、にら、たまねぎ、らっきょう）と飲酒は禁忌とされています。

精進はインドのサンスクリット語のビリア（Virya）の訳語で、意味は「ひたすら善行に励み、悪を断つ行い」です。

明治維新後の日本では、一二〇〇年の間守られてきた肉食禁止令が解かれましたが、日本の隅々まで変わるのには長い時間がかかり、その後も長く菜食の習慣が続いていました。

一九八〇年ころまでの日本の村々には、肉も魚も食べずに生きてきたと語る老人がほとんどだったという事実があります。

厚生省国民栄養調査や農畜産業振興機構の資料によれば、**大正初期**（一九一五年）の**日本人の肉の年間消費量は、一人当たり約三〇〇グラム**でした。

それが、**昭和三五年**（一九六〇年）には**三・五キログラム**となり、大正期から約一〇〇年後の**平成一八年**（二〇一三年）にはほぼ一〇〇倍の**三〇キログラム**になっています。

一方、都会ではいち早く西洋風の食事がもてはやされるようになったことから、それまでにない病気が増えてきたために、藩医から西洋医学を学んだ明治初期の日本の軍医で薬剤師だった**石塚左玄**（いしずかさげん一八五一～一九〇九）は**食養会**をつくり**日本型食養生の普及活動**を始めました。

食で健康を増進する「**食養**」という考え方や行為はそれ以前も日本の一般常識として連綿と存在し続けていましたが、石塚左玄は、西洋の食事は生理的に欠陥があると指摘して、心身の病気の原因は食にあるとし、多くの人を食養で治したのです。

人の心身を清浄にするには血液を清浄にすること、そして血液を清浄にするには食物を清浄にすることであるとして「**人類穀食動物論**」と「**ナトリウムとカリウム**

とのバランスの崩れが病気を発症させる」とする「**食の陰陽調和**」を唱え、明治天皇がこれを支持しました。

ところが、栄養研究所（一九二〇〜、現国立健康・栄養研究所）は西洋栄養学の研究や普及を行う目的でスタートして今日に至ります。

後に食養会に参加してこの理論を受け継いだのが**桜沢如一**で、易経の陰陽に当てはめた論理を提唱し、**玄米菜食をマクロビオティック（正食）と名づけ世界に普及しました。**

マクロビオティックはフランス語で「長寿法」という意味でしたが、大いなる生命と意訳して独自の世界観と共に広めました。

玄米を主食に陰陽バランスを指針に、砂糖は使わず国内産にこだわる食事です。

創始者の桜沢氏は初期に魚介類は良いとしていましたが、途中から食べないようにと海外冒険中に弟子に指示を出したことから、魚介類を食べない派と食べる派とに分かれました。

また、桜沢氏は伝統の海塩をしっかり食べることを推奨していましたが、現在は師の意に反して減塩指導をしています。

これら先人の取り組みが様々な形で現代の健康や環境問題に取り組む人々の自然食指向に受け継がれていますが、次々新説が発表される玉石混淆の多過ぎる情報の洪水の中で多くの人が迷いの渦の中にいます。

添加物や肉からはじまって、塩、油、卵、牛乳及び乳製品、砂糖、小麦グルテンと、避けるべきものがどんどん増えて行く中で、恐怖による制限の感情や無力感にとらわれてしまう人々も増えています。

一方で、**欧米型のベジタリアンやヴィーガン食スタイルの流入によって、日本の気候風土にも日本人の体質にも馴染まない食材や食生活に取り組むことで体調を崩したり、家族から孤立したりする例も増えています。**

適切でない菜食で体を壊してしまう例も出ています。

また、精進料理に砂糖や精製塩、精製植物油が侵入して不健康なヴィーガン食になってしまっているという現実があります。

適切なヴィーガン食を実践するための正しい知識と技術の伝達が重要課題になっています。

つぶつぶ雑穀との衝撃的な出会い

「おいしい！」

私は三〇数年前に、絶滅危惧種となっていた「雑穀」たちと出会いました。

「こんなにおいしい食べもの、それも古代から重要な主食として食べてきた雑穀が消えてしまったのはなぜ？」と、それ以来、雑穀のおいしさの探求と、それを伝える日々が始まりました。

それまでの私は、分野の違う女性デザイナーで構成する企画デザイン会社を経営するデザイナーで、現代グルメを謳歌していました。

その私が、雑穀の衝撃的なおいしさへの感動と、探求心に突き動かされて、毎日雑穀と野菜を料理しながら、日本の食の歴史、世界の先住民の歴史と食生活を調べ、食べものと体に関する本や資料を読みあさりました。

そして、**日本固有の食の知恵と技を古代からひもとき、マクロビオティック、最先端の生理学、心理学、量子物理学、細胞生命学などの生命科学の発見へとつなげていきました。**

いのちと食べものの真実の関係が見えてくるにつれて、それまで気になっていた食や健康に関する疑問や不安がみるみる晴れ、**「未来食つぶつぶ」の実践で、体と心の不調が嘘のように解消していきました。**

「これこそが、体がずっと求めていた人間本来の食事だ」ということを、体調の変化からも、そのおいしさからも、心の満足感からも確信していきました。そして、食のデザインが私のライフワークになったのです。

私が生まれたのは一九五二年、近代化の名のもとにあらゆる面で西洋化、工業化していく日本、衣食住全般にわたって日本的なものが崩壊し、塗り替えられていく日本のまっただ中で、体調不良にも悩まされながら、つねに何とも表現できない違和感と焦燥感とともに生きていました。

その私に、その原因と共に、その違和感は解消できることを教えてくれたのが、日本の食の歴史とその素晴らしい技術でした。**日本の食技術の高度さ、特に、日本の庶民が、食卓に留まらず社会や自然環境とのつながりの中で育んできた食の循環システム**を知っていくプロセスでの感動は言葉に表せません。

現代食への歴史は「**体本来の生命力を高める食から、体本来の働きを狂わせ破壊する食への歴史**」だったのです。衝撃でした。

仕事の合間を縫って、暮らし手としてのスタンスから、日本の歴史と風土に根ざした食システムと、基本のシステムに沿いながらも現代人のライフスタイルや味覚に合う料理法を開発し、数千点のレシピを創作し発表してきました。

それを「**未来食つぶつぶ**」と名づけました。つぶつぶは雑穀につけた愛称です。

その過程で真っ先に私自身が揺るがない心身の健康を手に入れることができました。そして、その後実践を始めた多くの人々にも同じことが起こり、「未来食つぶつぶ」の輪が家族へ、地域へと広がっています。

体当たりの生活史探究と実践から生まれた「未来食つぶつぶ」は、はからずも結果的にヴィーガンになっていました。

「未来食つぶつぶ」を、国内外の最先端のベジタリアン及びヴィーガンの研究資料に精通して積み上げて来られた垣本充博士が「日本生まれの究極のヴィーガン食」と評価してくださったことに勇気づけられています。

日本の風土から生まれた未来食つぶつぶ

「未来食つぶつぶ」は、日本人のいのちを支えてきた雑穀を核とする和の食の知恵と技を再構成して現代に甦らせた食の体系と料理術です。

なるべく近い環境でとれたものを食べることを基本とし、砂糖は使わず国内産にこだわります。

「未来食つぶつぶ」の食システムは**「酸とアルカリ」**と**「陰と陽」**二つの指標で食べ物の性質と自分の体調を知ることができる「食といのちのバランスシート」によって、体の生理的欲求に合う食べものを簡単に見分けることで、安全安心なヴィーガンへの食転換を可能にしました。

「食といのちのバランスシート」は、二〇一五年には日本ベジタリアン学会に英語論文が受理されています。http://www.jsvr.jp/VR 161 oy.pdf

＊論文の日本語訳：http://go.tubu-tubu.net/ronbundl_all

「食といのちのバランスシート」には、現代食がどれほど人間の体のメカニズムから外れたものか、そしてなぜ、ヴィーガンなのか、なぜ、ごはんが主食の座に位置してきたのか、明確に表れています。

食といのちのバランスシート

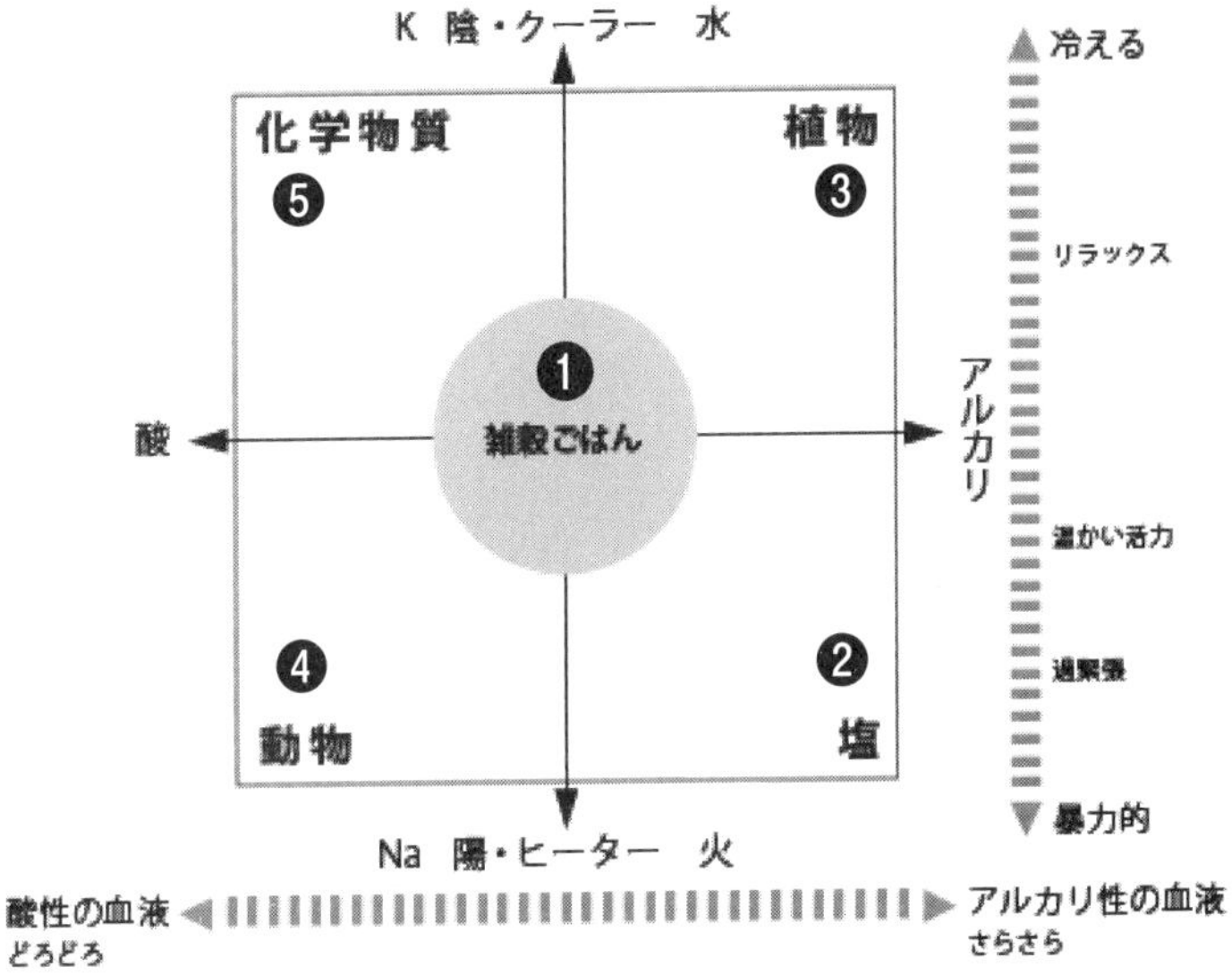

食といのちのバランスシート

「食といのちのバランスシート」の縦軸は、体を温めるか冷やすかの性質のスケールです。

上に行けば行くほど体を冷やす力（陰性）が強くなります。**ナトリウム（Na）は体を温め（陽性）、カリウム（K）は冷やします。**

物理的な温度とは別のスケールなので、例えば、冷たくなくても体を冷やす働きの食べ物があります。

一番冷える食べ物は、熱帯で生育する植物で、特に砂糖、コーヒー、スパイスの冷やす力は強烈です。

横軸は血液を酸性に傾けるかアルカリ性に傾けるかの性質のスケールです。

左に行けば行くほど身体を酸性に傾ける働きが強くなります。

人間を含む動物の体の中では、血液や体液の酸性度とアルカリ性度のバランスを調整する**酸アルカリ平衡（ph7.4）**が常に行われています。それが正常範囲から少し外れただけでも、多くの器官に著しい影響を与えるため、厳密に調節されています。その働きを担っているのが血液です。

血液を弱アルカリ性（ph7.4）に保つのは、「健全な呼吸」と「ミネラルに富んだアルカリ性の水」と「中性からアルカリ性の食べ物で構成されたトータルで弱アルカリ性に整えられた食事」です。

この二つの指標によって、食材や料理を五つのフレームに分類することができます。

フレーム❶中性
フレーム❷アルカリ性でヒーター効果
フレーム❸アルカリ性でクーラー効果
フレーム❹酸性でヒーター効果
フレーム❺酸性でクーラー効果

フレーム❶ ごはんは中性

ごはん（主食穀物）は人間の体に必要な栄養のほとんどをバランス良く含んでいる上に、二つの指針のどちらも中性です。

だから、**主食としてたくさん食べても体のバランスは崩れないのです。ごはんを主食にすることで生理的バランスを崩さずに食事をすることができます。**

食べる量を気にする必要もありません。

フレーム❷ アルカリ性のヒーター食品「海の塩」

このフレームの性質を持つ食べ物は、**伝統製法の塩とその仲間**だけです。体をアルカリ性にして温める唯一の食べ物が**伝統製法の「海の塩」とその仲間の味噌、醤油、漬け物**なのです。

塩の主成分であるナトリウム（Na）には、体を温める働きがあります。そして、ナトリウムをはじめ塩に含まれるミネラルには体をアルカリ性にする働きがあります。

フレーム❸ アルカリ性のクーラー食品「穀物を除く植物」

植物はカリウム（K）を多く含む生命体です。カリウムには体を冷やす働きがあります。また、植物の生命活動は酸からアルカリなので、植物にはアルカリ性の物質がたくさん含まれています。

つまり、植物はアルカリ性のクーラー食品なのです。酸素を燃やしてエネルギーを得て動いている体を適度に冷却する役割があります。

また、**植物の葉緑素とミネラルと種々の薬効成分が、**気候風土への適応力も支えてくれます。このフレームの食べ物は植物や植物由来の**酒、油、酢**などです。

フレーム❹ 酸性のヒーター食品「動物性食品」

動物性の食べ物はナトリウムを多く含むので体を温める働きがあります。また、動物の体はアルカリを食べて酸性の排泄物を出すしくみで運営されているので、**動物性の食べ物には酸性の有害物質が溜まっています。**

つまり、動物性の食べ物は酸性のヒーター食品なのです。

また、**動物の脂肪部分や卵には、有害物質が凝縮して溜まっています。酸性のヒーター食品である肉や卵を日常的にたくさん食べると、血液がどろどろの酸性にな**

り、原因不明の症状や難病に悩まされることになります。

フレーム❺ 酸性のクーラー食品「化学物質・薬・精製塩・砂糖」

食べ物は**精製加工をすればするほど陰性になり、酸性になります。**

化学物質や薬、精製塩、砂糖などの精製単複糖類は、酸性のクーラー食品です。

酸性の食べ物が継続的に入って来ると、体は体内で常に発生している酸性の有害物質を中和できなくなり、様々な症状に悩まされることになります。

食べ続けると体は冷えて本来の機能を発揮できなくなります。

体にとって最悪のフレームです。

温度と生命活動

(1)温度で調整されている体

自然界を見渡してみると、梅の花が開花するのも、桜の花が開花するのも、温度がサインになっています。種に芽を出す時期だと知らせるのも温度です。**温度が低すぎれば種の中のエネルギーは動き出すことができないのです。**

冷害という言葉をニュースで聞いたことがあると思いますが、夏に気温が上がらないことによって、元々温暖な地方の作物である米が実を結ぶことができないことを言います。

米が貨幣代わりだった江戸時代に、品種改良を重ねて北国でも米を作り、雑穀を作らなくなってしまったことで、何度か冷害が起き、食糧が無くて命を落とした人々もいます。

雑穀を作り続けた山間地の人々は生きのびたという事実が記録されています。

微生物が活動するにも、それぞれの活動に適した温度が必要です。

例えば、酒造りは三〇度を越えないようにしてアルコール発酵を促すために、冬でないとできません。パン種の発酵にも温度の管理が必要です。

微生物は暑すぎても寒過ぎても活動できません。

体を見ても、私たちに、体調の異常を知らせるのは熱、つまり高すぎる温度です。熱湯にさわれば火傷をします。寒さが過ぎれば知覚を失い、それが続けば、細胞が機能をストップして死んでしまい凍傷になります。死を迎えた体は熱を失って氷のように冷たくなります。

温度は、生命にとって重要な要素だということ、ふだんあまり意識していないと思いますが、温度が世界の運命に大きな役割を持っていることは様々な場面で観察されますね。

(2) 体温が下がると体の機能が低下する

植物と動物では、動物の方が高い体温で運営されるようになっています。そして、動物は種によってそれぞれ違う適正温度が設定されていて、鳥類やほ乳類は高い体温を持ちます。

鳥類は体温が高いので、エコロジストの本には鶏小屋を家に寄せて作ることで暖房する試みが紹介されています。

人間はほ乳類の中では低い体温で生きています。眠くなると赤ちゃんの体温は上がります。

植物だけでなく、人間も含め動物の体の中の様々な化学反応は温度の影響を大きく受けるので、体内諸器官の活動も温度の影響を大きく受けることになります。

体温は、周囲の温度と体内で作られる熱エネルギーによって変化するので、激しい活動をすれば、多くの熱エネルギーを生じるので体温は上がり、逆に大きな活動をするためにはある程度以上の体温が必要になります。

とはいえ、高すぎるのも良くないので汗をかくなどの冷却システムが具わっています。また、体温が適正体温より低くなると前述のように体の機能は麻痺してしまいます。**体温が一度下がると免疫力が三〇％落ちると言われています。体温が上がると基礎代謝が上がります。**

〈動物の平均体温〉

ヒト：三六・五度　――　ウシ：三八・五度

イヌ、ネコ：三八・五度
ウサギ：三八〜四〇度
ハムスター：三七〜三八度
ウマ：三七・五度

ブタ、ヤギ、ヒツジ：三九度
ニワトリ：四二度
鳥類一般：三八〜四二度

(3) 食べ物と体温

熱帯にはクーラー効果の特に強い野菜、果物、スパイスが成育して、体をクーリングしてくれます。

温帯の日本でも**夏にはウリ類やナス、果物が育って熱を逃がす働き**をしてくれます。熱帯や夏の作物には火を使わず食べられるものが多いのも素晴らしい仕組みです。

逆に寒い地方や日本の冬には熱帯に成育する作物は育ちません。**植物の中ではクーラー効果の小さい根菜や海藻を、ヒーターの役割をする塩で長時間煮込んだり、塩漬け発酵させて食べることで、体を芯から温めることが**できます。

氷に閉ざされた地域では動物を食べることをヒーターとして体温を保って生き抜

いてきました。

ニュートラルな穀物を主食とすることと、植物のクーラー効果と、塩と火のヒーター効果で、適正な体温を保つことによって、健康な体のゆるぎない土台を作ることができます。

強烈なクーラー食品であるトロピカルな食べ物とスパイス、強烈なヒーター食品である動物性食品、特に鶏肉と卵と大型動物、どちらの食も、食といのちのバランスシートの枠外に位置するほど、冷却効果が強いか熱を持つものなので、温帯地域に住む日本人には必要ないだけでなく、常食すると体の機能が麻痺してしまいます。

(4) 体を冷やすコーヒーとカレーライス

寒い冬に熱々のコーヒーを飲み、カレーライスを食べて温まろうとしたことのある人は多いと思います。温度が高いのとカレーを食べると汗が出るので、温まってる気がするのですが、**じつは体は生理的に冷えていきます。カレーはスパイスの塊**

だからです。

多くの人が健康によいと思っているハーブティーも、クーラー効果が強い飲み物なので、日常的にたくさん飲むのはオススメできません。

バランスシートの極端な位置にある二つの食べ物の組み合わせ、つまり、ヒーターの性質を持つ肉をクーラーの性質のスパイスで中和してバランスを取る食卓が、西洋化した現代の食生活です。ところが、それでは健康は保てないのです。

例えば、家が火事になったとしましょう。それを水をかけて消すことはできますが、元の家に戻るわけではありませんね。水浸しになった燃えさしが残っているだけです。

極端な食事によって体の中がどれほど荒れるかは、この例から類推できますね。

極端な食事でバランスを取るのは難しいだけでなく、実際は取りきれません。

最初からニュートラルな食べ物や、適度にクーラー効果や適度にヒーター効果のある食べ物を組み合わせて食べることを、体、つまり細胞は望んでいます。

細胞が元気なら、体は元気になります。適温の温かい血液から、適温の温かい細胞が生まれ、適温の体を作ります。「未来食つぶつぶ」の実践でそれが叶います。

体を温める食べ物と冷やす食べ物

●強烈に温める食べ物
肉と肉の加工品　卵と卵の加工品

●温める食べ物
伝統製法の海塩　味噌　醤油　漬物　乳製品　魚介類

●ニュートラルな食べ物
雑穀　米　麦　蕎麦　甘酒

●冷やす食べ物
穀物以外の植物性食品

●強烈に冷やす食べ物
砂糖などの精製濃縮甘味料　人工甘味料　化学物質　添加物　薬
熱帯性の植物性食品（トロピカル野菜、果物、スパイス）

冷えは解消し、新陳代謝が活発になって、体の全器官がそれぞれの働きを円滑に進めるので、ゆるぎない健康が手に入ります。

健康を支える血液のアルカリ度

⑴体内で常に発生する酸性のゴミを中和するアルカリ性の血液

動物の体内では、生命活動のプロセスから常に酸性の副産物が発生しています。あなたの体の中では、普通に暮らしているだけで、常に酸性のゴミが発生しているのです。

それをすみやかに中和して排泄するしくみによって体は健康を保っています。

体の中で発生する酸の中和という重大な役割を担当しているのは「アルカリ性の血液」です。

血液のミネラルバランスが正常（ph7.4の弱アルカリ性）であれば、酸性物質は血液中のアルカリ性のミネラル（ナトリウム、カルシウム、カリウム、マグネシウム、鉄）によって瞬時に中和されて体外に排泄される仕組になっているので安心なのです。

ただ、血液中のアルカリ性のミネラルは常に発生する有毒な酸の中和のために日々消耗してしまうので、アルカリ性のミネラルの補給が途絶えるとたいへんなことになります。

例えば細胞内の酸は細胞核に障害を与え、細胞外の酸は神経細胞を殺してしまうほど危険なものなのです。

(2) 血液のアルカリ度を適正に保つ食事

前述したように、食べる行為には、血液にアルカリ性のミネラルを補給するという重要な使命が託されています。

野菜、海藻、塩、味噌、醤油、漬け物等、伝統的に食べられてきた日常の食べ物のほとんどは、アルカリ性のミネラルをたっぷり含んだアルカリ性食品でした。

一方、有機物であるタンパク質、糖質、脂肪は酸性のミネラルであるリンや硫黄をたくさん含んだ酸性の食べ物です。

未精白の穀物には、これらの有機栄養分が体の消化、吸収、代謝のシステムに合ったバランスで含まれています。しかし、アルカリ性の繊維質に包まれているので、全体としてみると中性の食べ物です。

この、中性の穀物を主食に、アルカリ性の副食を食べる食生活が、血液の健全なミネラルバランスを調えて弱アルカリ性に保ちます。

食べ物には、消化後に酸を残す「**酸性食品**」とアルカリを残す「**アルカリ性食品**」、そして「**中性**」の食品があるのです。

酸性食品の代表は「肉」と「砂糖」と「化学物質」です。食べ物は精白、精製、抽出等の加工度が増せば増すほど酸性になります。

加工の過程でミネラルがなくなってしまうので、体内ミネラルを過剰に消耗して血液を酸性に傾けてしまうのです。さらに剥き出しの成分が神経を刺激して過剰な酸を発生させるのですから、たまりません。

季節に熟した「植物性食品」はアルカリ性食品の代表です。海のミネラルの結晶である伝統製法の塩も、すべてを浄化するパワーを持ったアルカリ性食品です。同じ塩で仕込んだ味噌、醤油、漬け物もアルカリ性食品です。

(3) 肉食で蓄積する酸性の有害物質

動物性の食べものを主に食べる食生活では、動物の酸性毒をどんどん吸収することになってしまいます。**植物にしか含まれていない、アルカリ性の環境適応のための栄養も、体内浄化の栄養も補給することができません。**

人間の体はとても高性能なので、それでもたまになら、体に具わっている生来の浄化機能や排泄力や調整力が働きますが、日常化した場合は対処不能になって体は徐々にその働きを狂わせていきます。

それでも、最初のうち、若いうちは、体はなんとかがんばれますが、年を取るにつれてそのヒズミや蓄積された酸性の毒によって、老化が早まったり，病気になったりという結果になります。

現代の日本人のほとんどが心身の不調に悩まされ、寝たきりや呆けてしまうのは、体のしくみを知らないことによって、体に合わない食生活を続けているせいなのです。

(4) 酸性食品ばかりで構成されている危険な現代の食事

寒帯地域の食習慣である**体を温める動物性中心の食生活と、熱帯地域の食習慣である砂糖、果物、香辛料をふんだんに摂る体を冷やす食生活を組み合わせて危ないバランスをとっているのが現代食です。**

そして、風土に合わない作物の生産のためや無理な広域流通を可能にするために**多くの化学物質を混入したり、薬品で消毒したり、放射線を照射したり、過剰な加工をしたりしたもの**ばかりの食事というのがもう一つの側面です。

健全な血液を保つ食べ物の基本的条件は中性かアルカリ性なのに、これらは、すべて酸性の食品です。

血液を酸性に傾ける食べ物とアルカリ性に傾ける食べ物

●酸性に傾ける食べ物

砂糖・果物　動物性食品　精製加工食品　薬・添加物

●ニュートラルな食べ物

雑穀　米　麦　蕎麦

●アルカリ性に傾ける食べ物

海の塩　野菜・海草などの植物性食品　味噌・醤油・甘酒などの発酵食品

(5) 骨粗鬆症もガンも酸性の食べ物が原因

酸性の食べ物を食べると普段より強力な酸が発生して、煤だらけの体になります。さらに酸性物質も過剰に発生します。

体内で過剰な酸性物質が発生して中和が追いつかない時、体は生存をかけて死に物狂いになって血液のミネラルバランスを二%の誤差の範囲に保とうとします。

代表的なのは次の二つの方法です。

一番目は、自分の体の骨を溶かしてミネラルを補給する方法です。骨がスカスカになる骨粗鬆症は酸性の食生活から体が身を守ろうとした結果起こっているのです。

二番目は、血管の外に酸性物質を捨ててしまう方法です。

関節やリンパ節の周辺など、捨てやすいところから血液の外に処理しきれない酸性物質を捨ててしまいます。**ゴミに埋まった細胞は酸欠になって壊死するか、逆境を生き抜くためにガン細胞に変身**します。

ガンもからだが酸性の食生活の害から身を守ろうとした結果発生したもの、酸性の食生活がおおもとの原因なのです。

(6)太陽光、大気、水、環境まるごと酸性になってしまった

私たちは今、かつて経験したことのない酸性環境に住んでいます。

体内の掃除を外から全面的に手伝ってくれたアルカリ性の自然環境という頼もしい応援団はもう存在しません。

オゾンホールには大きな穴が開き、太陽の光は酸性の殺人光線と化しています。

大気中には酸性の放射能と化学物質が充満し、強酸性の雨が降ります。

弱アルカリ性の浄化力と生命力を持つミネラルに満ちた生きた水は、山奥にでも移り住まないかぎり飲めなくなりました。蛇口から出てくるのは汚染された酸性の水です。

アルカリ性の環境に抱かれて生きていたころとは違って、現代は、今までのどの時代よりもアルカリ性の食べ物が重要なときなのです。

環境をアルカリ性に戻すには長い努力と時間がかかりますが、**酸性の食べ物を食卓から追い出して、アルカリ性の食べ物を食べて内側から体を応援することだけはすぐに始められます。**

アルカリ性の食べ物の見分け方とアルカリ性の食卓を調える料理術の習得なしには生き抜くことのできない時代がもうすでに始まっています。

伝統食サークルと危険な現代食

食といのちのバランスシートで、**世界の伝統食**をチェックしてみたところ、美しい円の中に収まった健康的な食べ方をしていたことがわかりました。ややアルカリ性に整った温かい血液を作る食生活です（次頁参照）。

また、動物食や過剰な減塩の危険性が視覚的に示されています。**化学物質漬け、砂糖漬けの現代は、かつてのどの時代よりもきちんとごはんを食べ、自然塩とその発酵調味料を摂取する必要があるこ**とも示されています。

肉食やごはん抜きダイエットの危険性、過度な減塩によって化学物質や砂糖の害がさらに大きく深くなってきたことが視覚的に見えます。

「栄養学」は、「栄養成分表」とともに、科学的に日本人の健康を守る進歩的なガイドラインとしての地位を得て、あらゆる公的機関の調理や食事指導に取り入れられました。

食といのちのバランスシート

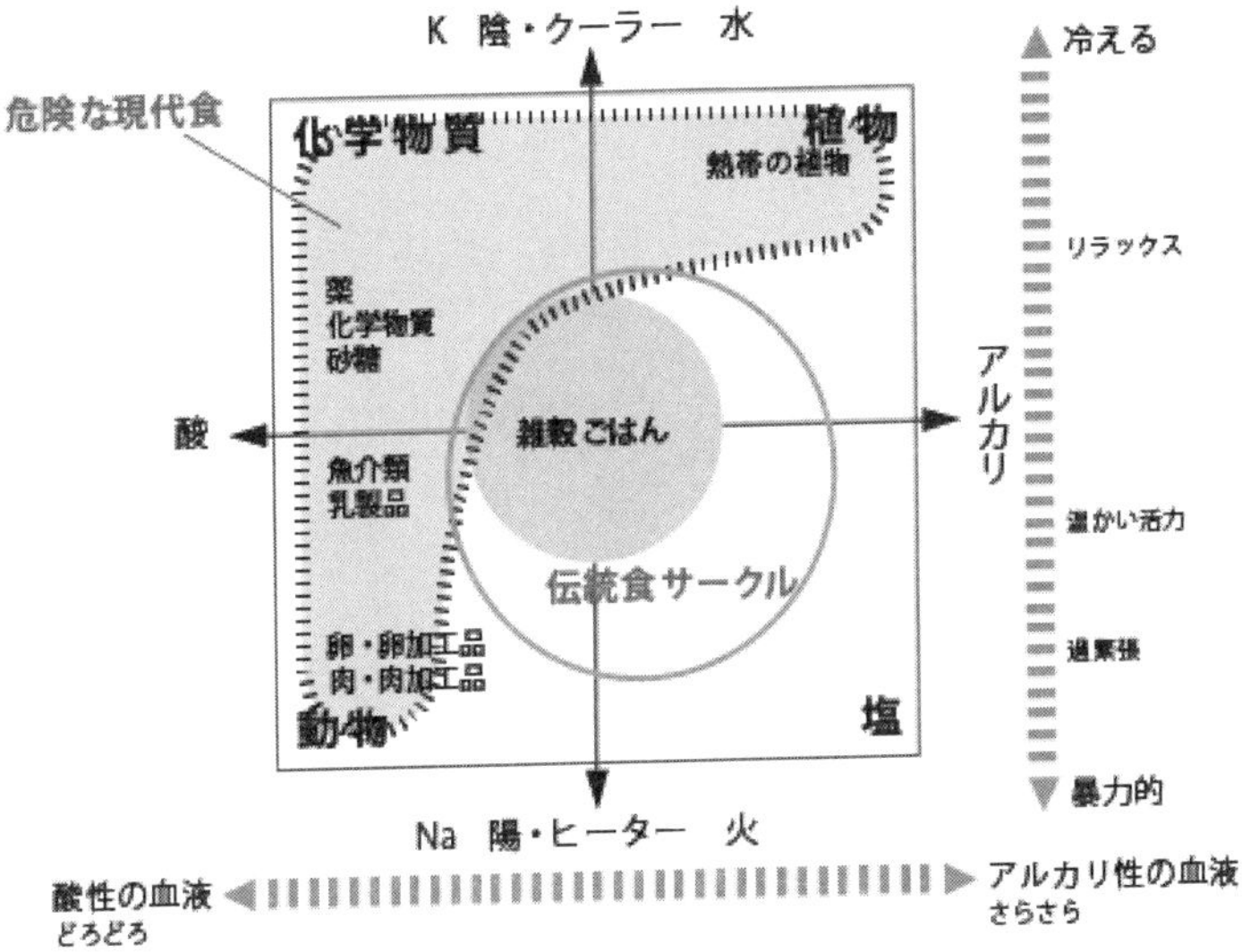

ところが、その後、様々な栄養と健康の研究が世界的に進む中で、**カロリー神話、タンパク質神話、カルシウム神話、ヨーグルト神話、栄養素依存、減塩健康神話、加熱による栄養減衰神話、断油で健康神話、糖質制限神話、などあまたの未熟な研究による健康迷信が流布**され社会的に定着しています。

いまだに続々と新しい神話が生み出され続け、それらが人々の心身の健康を損なう大きな原因になっています。

戦後の混乱の中で取り入れた**日本の栄養学は、世界で進み続けている最先端の、信頼できる食に関する研究を取り入れて随時更新するという初期設定がなされず、今や時代遅れのもの**になっています。

その結果、人々の健康を救う役目を果たせなくなり、多くの食に携わる現場の人間を苦しめています。

エコロジスト三〇歳の死
動物食を食べないだけのヴィーガンの危険性

早くから環境運動に目覚め、真剣なエコロジストだった知人が、本人が誰よりも健康と信じて実践していた「菜食」によって三〇歳で命を落とすという悲しい現実に直面して、もう一つの大きな落とし穴に気づかされました。

ただでさえ、**大きく歪んでいる現代食から、動物食を抜いただけでは問題は解決しないどころか、悪化してしまいます。**

玉石混淆の健康食情報、自然食情報がコマーシャリズムや口コミで無秩序に氾濫しています。その結果、現代の食生活に疑問を持ったり、人道的な理由や環境的視点から、自然食や菜食に切り替えた人のほとんどが、それまでよりも何倍も危険な食生活をそれと知らずに続けています。

何も考えずに現代のグルメ三昧を楽しんでいる人よりも、**自然食を取り入れている人や、エコロジストをめざして食に気をつけている人の方が、先に食のゆがみによって討ち死にしてしまうのはあまりに悲し過ぎます。**

これはなんとしても、今まで私が探求と実践によって確信した食の真実を伝える本を書かなければと決心しました。

そして、一九九四年の年明けから、まる一年以上かけて『**未来食―環境汚染時代をおいしく生き抜く**』を書き上げ、一九九六年の出版と同時に「**未来食セミナー**」をスタートしました。

日本伝統食の基軸をベースにしたヴィーガン食システムが「未来食つぶつぶ」です。

食べものが「食といのちのバランスシート」のどの位置にあるかがわかれば、毎日の食事のバランスを自分でとることができます。

暑い夏は水が飲みたくなったり、水っぽい野菜が多く出回るのもうなずけますよね。反対に寒い日は温かい料理を多目にとれば、寒さに負けない体調が作れます。

酸性の食べ物を食べたら、アルカリ性の食べもので中和することもできるように

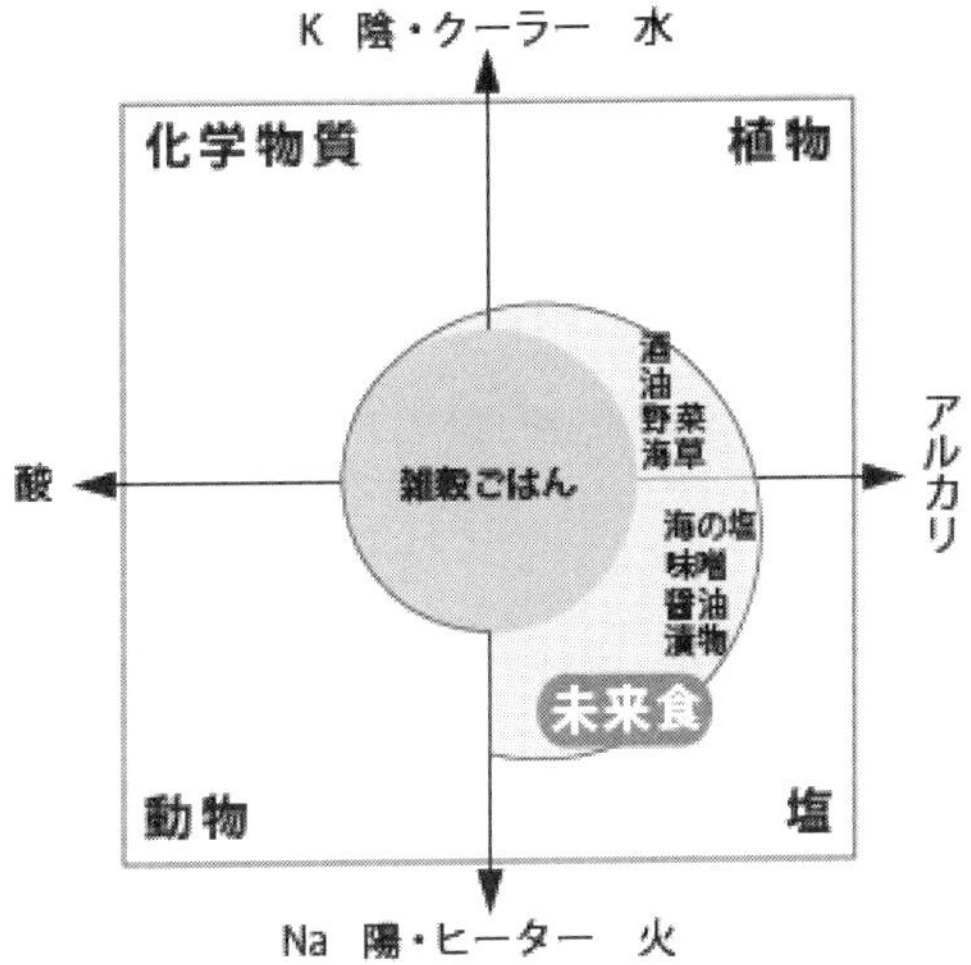
K 陰・クーラー 水
化学物質
植物
酒
油
野菜
海草
酸
雑穀ごはん
アルカリ
海の塩
味噌
醤油
漬物
未来食
動物
塩
Na 陽・ヒーター 火

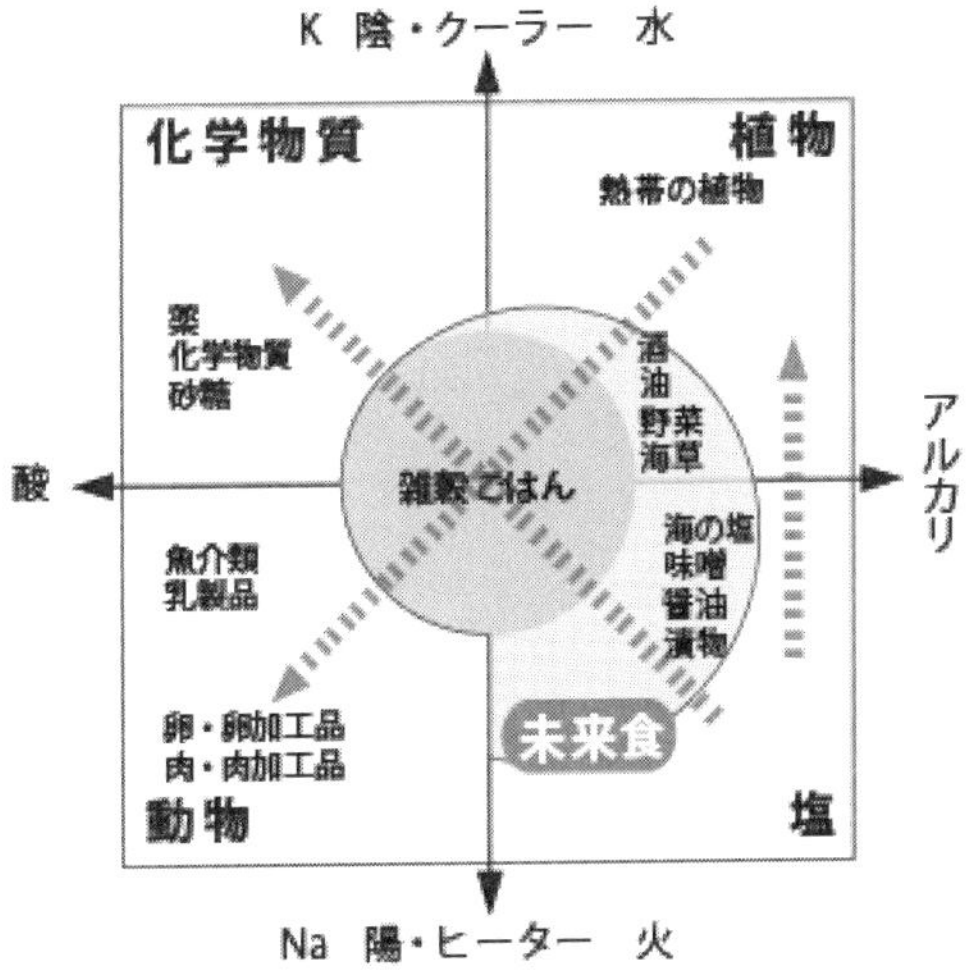
K 陰・クーラー 水
化学物質
植物
熱帯の植物
薬
化学物質
砂糖
酒
油
野菜
海草
酸
雑穀ごはん
アルカリ
魚介類
乳製品
海の塩
味噌
醤油
漬物
卵・卵加工品
肉・肉加工品
未来食
動物
塩
Na 陽・ヒーター 火

なります。矢印が中和の方向です。

料理法のバランスシートがわかれば、冷える食べものを温める食べものに変えることもできます。

ヴィーガンが世界的な潮流になって日本でもうねりがはじまっている今、**ヴィーガンについての正しい知識とともに、日本の生活史から生まれた安全でおいしいヴィーガン食が存在することを伝える必要性を感じて、二〇一九年に「一般社団法人ジャパンズヴィーガンつぶつぶ（ＪＶＡＴＴ）」**を設立しました。

健康なヴィーガン食への転換をサポートするためです。

第四章

西洋医学から見た「未来食つぶつぶ」

——垣本 充・大谷 ゆみこ

東洋型・西洋型ヴィーガンがケミカルリアクション（化学反応）

垣本　充

私は研究を通してベジタリアンになった稀有？な例ですが、食物繊維に関する博士論文を執筆していた一九八〇年代に、参考文献として米国栄養学会誌や臨床栄養学会誌をチェックしていると、毎号のようにベジタリアンを対象とした医学・栄養学の研究論文が紹介されていました。

その内容は、主にガンや心筋梗塞など、菜食の生活習慣病予防効果に関するもので学術的な興味を持ちました。

一九八八年にミネソタ大学で開催された国際会議で研究発表するために渡米した折、菜食の医学・栄養学分野で最先端の研究発表を行うロマリンダ大学を訪れて研究交流を行い、菜食研究のスタートを切りました。

その後、自らベジタリアンとなり、一九九三年に日本ベジタリアン協会を設立して市民運動を始める傍ら、研究者として、英国、米国、カナダ、タイ、ブラジルなどで開催された世界ベジタリアン会議で講演を行いました。

私が**「つぶつぶ未来食」**（雑穀菜食）を知ったのは、東京在住の理事の紹介で上京時に「つぶつぶベジタリアンレストラン」で食事したことがきっかけです。

その際、大谷ゆみこさんが主宰される「つぶつぶ未来食セミナー」の存在を知り、京都でそのセミナーを受講する機会を得ました。セミナーは講義が主体で、昼食や夕食などの交流も含めて一一時間半に及びました。

内容は心身の健康や地球環境保全など多岐にわたり、私たちが提唱する「人と地球の健康を考える」との共通点が多いことに気付きました。

大谷さんが**「心と体を健康にする」**を目標に、日本食のルーツや世界の先住民の食生活、東洋哲学をもとにしたマクロビオティックなど多分野の研究などを通して創作された「つぶつぶ未来食」は、このセミナーを受講して**予防医学や環境科学などのグローバル・スタンダードに適合した究極のヴィーガン食**だと実感したのです。

セミナー実施日は会場である京都の真上を台風が通過したのですが、参加された二〇数人は天候に関わりなく充実した内容に集中して満足されていたように思いました。

この台風の日に東洋型と西洋型の菜食が出合い、莫大なケミカルリアクション（化学反応）を起こしました。それを今回、論理的な解説を付けて説明したいと思います。

ヴィーガンに不足する栄養素は？

かつて、菜食はタンパク質不足を招くと言われたことがあります。

これは全く間違った説で、ハーバード大学医学部栄養科のステア教授によれば、**ヴィーガン（純菜食）はタンパク質を一日平均八三g、ベジタリアン（乳卵菜食）は九八g摂っていて、米国成人男性一日当たり七二gを大きく超えてタンパク質を摂取しています。**

タンパク質の質的評価とされるアミノ酸スコアに関して、大豆は卵や畜肉などと変わらず一〇〇の値を示します。このように、ヴィーガン（もちろんベジタリアン）は質量ともタンパク質を充足しています。

穀物を中心とする日本型の純菜食では、穀類に不足している必須アミノ酸のリジンを豆類で補えば、タンパク質での栄養的な問題は発生しません。

二〇〇九年には、米国栄養士会が**「適切に献立された菜食（ヴィーガンを含む）はある種の病気の予防だけではなく治療にも有効である。また、入念に計画された菜食は、妊娠・授乳期、乳幼児期から老齢期までの全てのライフサイクルで栄養的に適切である」**と菜食を科学的に支持する論評を公表しています。

私が行った二つの調査、寮生活を送る高校生の調査ではベジタリアン（乳卵菜食）は全ての栄養素を充足していました。

一方、日本型ヴィーガンの代表である禅宗の修行僧の調査では、ビタミンAやビタミンB_2など一部の栄養素が不足気味でした。

ヴィーガンの栄養問題で最も深刻なのが、**ビタミンB_{12}不足**だと言われます。ビタミンB_{12}は体内で赤血球をつくる際に補酵素として働くので、この栄養素が不足すれば、赤血球が造られなくなり、貧血の症状が表れるのです。

そこでヴィーガンとビタミンB_{12}の関係について朝日新聞デジタル版（二〇二〇年二月）でコメントされた文教大学教授の岩井達先生にビタミンB_{12}の詳細について尋ねてみました。

ビタミンB_{12}は一九四八年に発見され、タンパク質や核酸、赤血球の生成機能があり、欠乏すると巨赤芽球性貧血（悪性貧血）を引き起こします。このビタミンが発見されるまで、悪性貧血は死を招く疾患として恐れられていました。

ビタミンB_{12}は食品中ではタンパク質とコバラミンが付着していることから、別名をコバラミンと言われ、腸内細菌によって造られるため、供給源は動物性食品のみとなります。ただし、日本食品標準成分表では植物性食品では海苔などの海藻類にその含有量を認めています。

ビタミンB_{12}は胃の壁細胞から分泌される「内因子」と結合し、回腸で吸収されます。血液中ではトランスコバラミン（たんぱく質）によって肝臓で貯蔵されます。肝臓で、アデニシルコバラミンとメチルコバラミンに変換されますが、人体に必要なコバラミンはこの二種類です。

ビタミンB_{12}は体内で細胞分裂や血球形成に利用されると、胆汁中に分泌され、小腸に排泄されます。胆汁中からは二～五μgが排泄されるが、六五～七五％は再吸収されます。

ビタミンB_{12}の推奨量（ＲＤＡ）は成人女性で二・四μgで、出生時には千倍近く貯蔵しています。このように必要量が微量であること、六五～七五％が再吸収されることから欠乏症は稀であるとされています。

胎児は千倍近くのビタミンB_{12}量をもって出生するため、胃や小腸の腫瘍などの疾患患者を除き、一個人の生涯において摂取不足からの欠乏症の症例が稀であると米国栄養食料アカデミー（ＡＮＤ）は二〇一六年に公式見解で述べています。

ただ、長期間にわたり植物性食品しか摂食しないヴィーガンの母親から生まれた子供にはビタミンB_{12}のサプリメント（酵母など）を与えることを推奨しています。

近年、先進国を中心に高齢社会と長寿化が進む中で、イギリスなどの文献ではヴィーガン人口にぼけやアルツハイマーなどの罹患者が報告されており、B_{12}のサプリメントの服用を推奨しています。ビタミンB_{12}は今後の研究が待たれる栄養素です。

最近、テレビでオメガ脂肪酸の一種である**アラキドン酸**は畜肉などの動物性食品に含まれていて、これを摂らなければ認知症になりかねないというような広告が放送されています。

アラキドン酸は神経細胞を構成する主要な不飽和脂肪酸の一つですが、加齢とともに脳神経細胞数が減るので、当然、脳内のアラキドン酸量も減ります。アルツハイマー病などを発症すれば、脳神経細胞の数が極端に減るので、当然、脳内のアラキドン酸量も大きく減少します。そこで、認知症予防には「アラキドン酸をサプリメントとして補給すると良い」という説が出てきたようです。

ところが、神経細胞が減る原因は炎症などに原因があってアラキドン酸欠乏によるものではないことが明らかにされつつあります。

アラキドン酸はリノール酸から体内でつくられますし、ヴィーガンで植物油の主成分であるリノール酸が欠乏している人はまずいません。

従って、畜肉に含まれるアラキドン酸を摂らなければ脳神経細胞が減少して認知症になるというのは「おかしな」説と言わざるを得ません。

また、魚油の成分で血栓の形成や動脈硬化予防効果で注目されているEPA、D**HAはエゴマやクルミ、亜麻仁油などの植物油由来のα－リノレン酸から体内でつくられます。**

最新の医学・栄養学情報によれば、**米国栄養士会が推奨する「適切に献立された菜食（ヴィーガンを含む）は乳幼児期から老齢期までの全てのライフサイクルで栄養的に適切である」との考えが、米国以外の先進国でも波及しつつあります。**

雑穀がカギ、究極のヴィーガン食「未来食つぶつぶ」

日本型菜食である「未来食つぶつぶ」は究極のヴィーガン食と言えます。

この「未来食つぶつぶ」は雑穀を主とした菜食なのですが、今回はこの雑穀に焦点を当ててみたいと思います。

日本雑穀協会の資料によれば、雑穀はイネ科作物のうち小さい頴果（えいか：イネ科植物に見られる果実）をつける、稗（ヒエ）、粟（アワ）、キビなどの総称で、英語で millet と訳される穀物です。

菽穀（しゅくこく）は豆類、擬穀（ぎこく）は蕎麦、アマランサス、キノアなどを示しています。しかし、雑穀は時代背景や主食の変化につれ、その捉え方も変わってきています。

現代の日本人の主食は白米であり、稗、粟、キビ、モロコシ、ハトムギ、大麦などイネ科作物の他、イネ科以外の蕎麦、アマランサス、キノア、胡麻に加え、大豆や小豆などの豆類、また、普段食される機会の少ない玄米や発芽玄米も広く雑穀に含めると記されています。

今から二十数年前、一九八八年に米国ミネソタ大学で開催された国際会議（ＩＦＦＥ）で「食物繊維の齲蝕（うしょく、虫歯）予防効果」の研究発表をする機会を得て渡米しました。

当時、米国では生活習慣病が社会問題化していましたが、そのきっかけになったのは、一九七七年に発表された**「マクガバン・リポート」**でした。

このリポートでは、心筋梗塞などの生活習慣病は肉食中心の高カロリー、高脂肪の食生活がもたらしたもので、動物性食品を減らして未精製の穀物や野菜、果物を多く摂るように勧告しています。

その食事パターンが日本食と似ていたので、この国際会議に出席する栄養学者も日本食を評価してくれると思っていたのですが、米国の専門家のコメントは、このリポートはたまたま日本食と似ているだけで、日本食は食塩量が多く、全く別物だと言われました。

この時はうまく反論出来なかったのですが、後年、この学者は栄養素などの摂取量（数値）だけを問題にしていたのだと気付きました。

現在の日本人の栄養・健康で問題にされているのは、確かに食塩の多量摂取です。厚生労働省の国民健康・栄養調査（二〇一二年）によれば、日本人は食塩を一日当たり平均一〇・四g摂っていて、これは諸外国と比べても多い数値で、厚生労働省では成人男子八g、女子七g未満を目標値とし、WHO（世界保健機関）では五g未満を推奨しています。

食塩（塩化ナトリウム）が高血圧と関係する要素はナトリウムです。ナトリウムは血管を収縮させ、血液中の水分量を増加させます。細くなったホースに多くの水を送るような現象によって血管の圧力は高まり、このような食生活を続けることで高血圧を発症させるリスクが高まるのです。

一方、カリウムは体内の余分なナトリウムと結びついて体外に排泄する作用があり、血圧の上昇を抑えます。

そこで、雑穀一〇〇gに含まれるカリウム（K）とナトリウム（Na）の量（㎎）

雑穀100gに含まれるカリウム・ナトリウムの量(単位mg)

雑穀名	カリウム	ナトリウム	
アマランサス	600	1	
モロコシ(高キビ)	590	2	←玄穀です。精白粒の場合は410:2
粟	300	1	←精白粒
キビ	200	2	←精白粒
稗	240	6	←精白粒
押し麦	170	2	
そば米	390	1	
五穀	430	1	←粟、きび、稗、大麦などを含むもの

(データ元：日本食品標準成分表 2015 年版 (七訂))

を日本食品標準成分表でアマランサス、モロコシ、粟、キビ、稗、五穀などについて、カリウムとナトリウムのmg数を比較したのが上の表です。

米国は二〇〇二年の食事勧告で、高血圧を予防し治療する方法として国民高血圧教育プログラム共同委員会がカリウムの補給の強化を提案し、カリウムとナトリウム摂取比率（K／Na比）を、これまでの基準であった〇・二から二へと一〇倍に大きく変更させることを勧告しました。

雑穀のK／Na比は、アマランサスで六〇〇、モロコシ二九五、粟三〇〇、キビ一〇〇、稗四〇、五穀四三〇と驚くような大きな数値で、日本食の弱点とされた食塩中のナトリウムの摂りすぎに雑穀のカリウムが有効に作用して、高血圧を予防することが明らかにされました。

「未来食つぶつぶ」が究極のヴィーガン食と呼ばれる理由の一つには、雑穀に多く含まれるカリウムの存在があると思われます。

日米でつぶつぶ食材が大注目

前項で既述しましたが、雑穀は、稗、粟、キビなどイネ科作物の穎果（えいか：イネ科植物に見られる果実）のほか、菽穀（しゅくこく）の豆類、擬穀（ぎこく）の蕎麦、アマランサス、キノア、また、種実類の胡麻などを指すと言われます。

これらを「つぶつぶ」と総称された、「フゥ未来生活研究所」による、このネーミングは、シンプルで愛らしい名称だと思いました。

そして今、米国で最も注目されている食材がこの「つぶつぶ」なのです。

米国では日本のように雑穀を食べる習慣は残っていませんし、稗、粟などの雑穀を一般のスーパーマーケットで見かけることはありません。

しかし、ネイティブ・アメリカンが常食としたナッツ類のピーカンナッツや、南米アンデスのインディオがミラクル・フードと呼ぶ雑穀のキノア（キヌア）が宇宙食として米国航空宇宙局（ＮＡＳＡ）より評価を受けたことが話題になりました。

その「つぶつぶ」が医学的に大きな注目を浴びています。

米国でナッツなどの「つぶつぶ」食材が心筋梗塞などの虚血性心臓病の予防効果を有すると話題になっているのです。

ナッツがベジタリアン医学上、注目されるきっかけとなったのは、二〇一〇年の米国医師会雑誌（ＪＡＭＡ）に掲載された研究でした。血中のコレステロール値や中性脂肪値が増加する高脂血症患者約五八三人を対象に、ナッツ類の血中脂質への影響を調査した二五の臨床試験を統計的にまとめたものですが、**ナッツの摂取量の多い人ほど、ＬＤＬ（悪玉）コレステロール値や中性脂肪値が減少する傾向を示しました。**

ナッツと雑穀100gに含まれるリノール酸とα-リノレン酸の量(単位g)

食品名	リノール酸	α - リノレン酸
クルミ	61.3	13.3
アーモンド	24.4	Tr *
カシューナッツ	17.5	0.2
アマランサス	43.1	0.8
押し麦	50.5	3.2
えごま	13.2	61.1
そば粉	34.9	2.2
大豆	51.8	10.7
胡麻	45.6	0.3

←玄穀（アマランサス）

（データ元：五訂増補日本食品標準成分表 脂肪酸成分表編）

また、ナッツを多く摂取することにより、心筋梗塞のリスクが三〇～五〇%も低下するデータも発表されています。

ナッツ類に含まれる多くの脂質は不飽和脂肪酸です。また、ビタミンEの最も良い自然の供給源であり、食物繊維やカリウム、マグネシウムなどを多く含んでいます。

ナッツに多く含まれる不飽和脂肪酸のリノール酸は血中のLDL（悪玉）コレステロール値を低下させ、α－リノレン酸は動脈硬化を予防することが、心筋梗塞の発症を低下させるのです。

そこで、ナッツと雑穀一〇〇gに含まれるリノール酸とα-リノレン酸の量（g）を日本食品標準成分表・脂肪酸成分表編で調べてみました。

ナッツの代表として、**クルミ、アーモンド、カシューナッツ**、一方、雑穀では、**アマランサス、えごま、大豆**などに含まれるg数を前頁の表にまとめました。これらを比較すると、ナッツと雑穀はともに多くのリノール酸を含み、中でも、クルミ、えごま、大豆はα-リノレン酸も多く含んでいます。

稗、粟、キビはこの脂肪酸成分表編には掲載されていませんでしたが、これは成分の問題ではなく、消費量の問題と推測されます。

これらの数値から、雑穀はナッツ類と同様、動脈硬化を予防して心筋梗塞などの虚血性心臓病の予防効果を有すると考えられます。

健康的な食事プレートを発信する**ハーバード大学公衆衛生大学院**によれば、現代食に警鐘を鳴らす目的で、**「果物、野菜、全粒穀物、ナッツなどを摂取して、畜肉や不健康な脂を避けることが大切である」**とアドバイスしています。

紀元前の縄文時代から食べていたとされる雑穀、古代エジプトの時代から貴重な食料とされたナッツなどの「つぶつぶ」が時を超えて日米で再評価されているのは大変興味深い現象です。

「未来食つぶつぶ」が究極のヴィーガン食と言える理由には、前節で紹介したカリウムなどのミネラルの生理的作用に加えて、雑穀に多く含まれる良質の植物油特有の不飽和脂肪酸の存在も見逃せないのです。

註：＊Tr（トレース）は最小記載量の1/10以上含まれているが5/10未満の痕跡微量。

証明されている砂糖の有害性、日米共通の課題に

大谷ゆみこ

●砂糖は食品添加物

多くのヴィーガンの問題点は、砂糖に関して無頓着だという点があげられます。

第三章で伝えたように、**砂糖、蜂蜜、メープルシロップなどの精製濃縮甘味料は、酸性の強烈なクーラー食品で心身にとって有害な働きをします。**

特にヴィーガンにとっては危険です。動物食をやめたら同時に砂糖もやめる必要があります。

二〇〇万年という長い時間をかけて人類は進化してきましたが、その過去の大半は食べ物が不足する飢餓の時代でした。その間、人は一時的に得た食物の栄養の効率を高めるために、多くのエネルギーを体内に貯め込む遺伝子を獲得しました。

飽食の時代を迎えた現代でも、このような歴史を経た遺伝子による生理機能は受け継がれ、余分に摂取したエネルギーは皮下脂肪や内臓脂肪などに転換され、肥満や糖尿病などの生活習慣病を引き起こす原因となっています。

さらに、砂糖（黒糖、三温糖も含む）、ハチミツ、メープルシロップなど単糖類を多量に摂取するようになったことで、急激に体に侵入する過剰な糖への対応によって**膵臓や肝臓に過剰な負担**がかかっています。

人間のエネルギー源の主力は植物のデンプンから摂取するブドウ糖です。デンプンはブドウ糖がつながった長い長い鎖です。

その鎖を咀嚼によって分泌される唾液に含まれるデンプン消化酵素が切り離して小腸に送り込みます。鎖が短くなればなるほど甘くなるので、口の中では変化する動的甘さが生まれています。

これが口に入れたときはかすかな甘さしか感じないのにだんだん甘くなる、ごはんやパンの飽きないおいしさのしくみです。

同じ糖でも、複糖類の穀物とは違って、二糖類である砂糖（黒糖、三温糖も含む）、ハチミツ、メープルシロップなどの糖は食物繊維や必須成分を含まない裸の糖なので、正常なプロセスを経ずに血管に侵入して**セロトニンの過剰分泌を招き、中毒など様々な問題を引き起こします。**

その上、その強烈な甘さを経験してしまうと、味覚障害も引き起こして、ごはんの深くやさしいおいしさを感じられなくなってしまい、五感もマヒします。

また、人間のエネルギー源はブドウ糖なので、カロリーを気にしてごはんを減らすと、ブドウ糖の塊である砂糖や砂糖を使ったケーキに惹きつけられます。

そして急激な高血糖状態に対応すべくインシュリンが過剰分泌されて低血糖になるので、体は危険を感じて糖摂取の指令を出します。これが砂糖を止められなくなるしくみです。

急激に高下する血糖値と対応に追われて過剰に働く内臓のせいで、心も脳も不安定になります。

砂糖の主成分はショ糖（スクロース）で、ブドウ糖（グルコース）と果糖（フルクトース）が結合した二糖類です。

砂糖の原材料はサトウキビやテンサイ（ビート・サトウダイコン）といった植物から造られます。砂糖はその精製過程で水酸化ナトリウムや硫酸などを用いて製造されます。

その際、食物繊維などと共に、栄養的価値の高いカルシウム、カリウム、マグネシウムなどのミネラルやビタミンB群などの栄養素を消失してしまいます。

つまり、砂糖は食品というより**ショ糖に特化した食品添加物**と呼ぶのが相応しいように思えます。

砂糖は幾つかの種類に分けられますが、それらに占める**ショ糖の割合は、グラニュー糖は九九・九五%、白ザラ糖は九九・九五%、上白糖は九七・八%、三温糖は九五・四%くらいが平均的な値**（次世代の薬剤師を創る会資料）とされています。

砂糖と虫歯の関係は密接です。口腔内のミュータンス菌はショ糖からデキストランというネバネバした物質を生成して歯の表面に付着して酸を作り、その酸が歯の表面のエナメル質を脱灰して虫歯になるのです。

また、十代の若者が、糖分のたっぷり入った清涼飲料のガブ飲みが原因で、血糖値の上昇やインスリン抵抗性が生じる「ペットボトル症候群」も近年話題になりました。

●砂糖に含まれる果糖がシミやシワなどの老化、肥満・糖尿病の原因

砂糖は約九九%がショ糖で構成されています。この**ショ糖を構成する果糖が私た**

ちの健康をむしばむことが、最近の医学・栄養学で指摘されています。

果糖は血糖値をすぐに上昇させないので、一昔前までは大量の果糖を食べても大丈夫と言われていたのですが、その安全神話はもろくも崩れ去りました。

最近、老化に関係するメカニズムとして**糖化**が話題となっています。糖化とは糖がタンパク質に結合し、身体の機能を低下させる老化現象です。

その時、産生する**AGEs（終末糖化産物）の毒性が細胞を傷つけ、老化を早める原因物質**とされています。

ピンと張ったみずみずしい肌、ツヤのある爪や髪を支えているのはコラーゲンというタンパク質でできた線維ですが、糖化によって乱れてしまうことが、シミやシワ、たるみなどの原因です。

果糖はこの糖化を促進させやすい傾向があります。果糖の糖化作用はブドウ糖の約一〇倍とされています。なぜなら、**果糖は肝臓でグリセロアルデヒドという物質に変換**されます。

このグリセロアルデヒドは非常に毒性の強いAGEsを中間体として作り出します。

このAGEsは大量の活性酸素を生み出し、老化を促進してガンの発症にも関係するのです。

米国では一九六〇年代から砂糖や動物性脂肪の摂取過剰が問題とされてきました。それを受けて、一九七七年に米国上院栄養特別委員会によって「食事目標」が設定されました。

その食事目標には、脂肪からの摂取エネルギーのうち、動物性脂肪に多く含まれる飽和脂肪酸からの摂取エネルギーを一六%から一〇%に、砂糖からの摂取エネルギーを二四%から一五%に減らすことが書かれています。

二〇〇三年のWHO（世界保健機関）とFAO（国連食糧農業機関）のリポートでも、**砂糖は総摂取エネルギー必要量の一〇%未満にすべきだと**、砂糖の過食に警告を発しています。

砂糖に含まれる果糖と、肥満や糖尿病の関係について解説していきます。

糖尿病は膵臓から分泌されるインスリンの不足によって血糖値が高くなる病気で

す。代謝の段階で果糖は肝臓で早急に脂肪が合成されやすい性質を持っていて、そのため、太りやすい糖だと言われます。

脂肪の付き過ぎは、糖尿病と深い関係を持っています。脂肪から、インスリンの働きを邪魔する物質が放出されているため、身体は常に血糖値が下がりにくい状態になります。太ることで、高血糖が持続する体質になってしまうのです。

さらに肥満が進めば、インスリンを分泌している膵臓にも、余分な脂肪が内臓脂肪として付き始めます。その内臓脂肪が膵臓の働きを妨害してしまい、インスリンの分泌能力が弱くなってしまうのです。

すなわち、**脂肪の付きやすさが、糖尿病を引き起こす原因の一つ**と言えるのです。

血糖値が高い状態が続くことは、血管にとって大変な悪影響を与えることになります。糖尿病の合併症は、毛細血管を中心に生じる細小血管障害として、糖尿病網膜症や糖尿病腎症が知られています。

失明や腎不全を引き起こす糖尿病の原因である砂糖の摂取を控えることが、美と

健康を維持することにつながります。

●砂糖の過剰摂取は、免疫細胞の六割が存在する腸内のバランスを崩す

老化と関係する認知症と砂糖の関係について解説したいと思いますが、その前に、脳と密接な関係がある腸について調べてみました。

腸の働きは、タンパク質や炭水化物、脂肪などが消化酵素によって分解された栄養素を吸収する器官だと思われていませんか？

勿論、そのような生理機能を持っているのですが、それ以外の重要な機能として、**外敵から病原体の侵入を防止する免疫機能**を持っています。

腸には口から体内に入る栄養素のほかに、**細菌やウイルスなどの病原体が入ってきます。このような病原体の侵入を食い止める免疫作用は腸の大切な生理機能なのです。**

そのようなわけで、**免疫細胞の約六割が腸内に存在します。**また、最近、精神疾患と腸内フローラとは何らかの関係を持つという研究があります。

小腸から大腸にかけて六〇〇兆個以上の多様な腸内細菌が生息していて、これらの細菌が種類ごとにグループを形成して腸の壁面に生息しています。

これを顕微鏡で観察すると植物の群生（フローラ）のように見えることから、腸内フローラと呼ばれるようになりました。

腸内細菌には、ウィルスなどの外敵と戦う免疫細胞のリンパ球やマクロファージを増産する乳酸菌に代表される善玉菌と、発ガン物質などの有害物質を産生するウェルシュ菌に代表される悪玉菌などが存在します。

雑穀に含まれる食物繊維は大腸内で発酵分解されると、ビフィズス菌など善玉菌が増えて腸内環境がよくなる整腸効果があります。

一方、消化吸収できる量を超えた砂糖の過剰摂取は腸壁を膨張させ、透過性を高めてアレルゲン物質を吸収しやすくし、ひいてはアレルギーを発症します。

また、吸収できなかった砂糖によって大腸内の浸透圧が高まり、腸内での水分吸収が阻害されて腸内浸透圧が高まり、腸内フローラのバランスが崩れた腸内環境になってしまいます。

●砂糖が腸内フローラへおよぼす悪影響は、認知機能の低下を引き起こす

二〇一五年にオレゴン州立大学のマグヌッソン教授が米国ニューロサイエンス（神経科学）誌に発表した論文によると、**マウスに四週間にわたり高砂糖食を与えた結果、種々の認知的および身体的機能のパフォーマンス低下が認められました。**

そのうち、最も顕著だったのは認知的柔軟性と呼ばれる能力の低下でした。認知的柔軟性とは、知識のネットワーク状の相互関係を理解する能力です。よく通いなれた帰宅の道を迷って帰れなくなるのもこの能力の低下だと言われます。

教授は「**腸内細菌が脳とコミュニケーションしていることがますます明らかになってきている。本研究は砂糖の過剰摂取が腸内細菌に影響し、細菌は神経伝達物質として作用する種々の化合物を放出することができ、知覚神経を刺激したり、免疫系を刺激したり、さらに多くの生体系に影響を与えることができる。我々にはどんなメッセージが送られているのかは分からなくても、送られてきた経路とその効果**

は特定可能である」と記し、砂糖の過剰摂取は、認知機能の柔軟性（状況変化に対処する能力）を有意に失わせるような腸内細菌の変化を起こす原因となるようだと結論付けました。

砂糖が腸内フローラへおよぼす悪影響は、免疫と関係するアレルギーだけではなく、認知機能の低下にも関係するのです。

この研究は砂糖の過剰摂取があなたの健康的な腸内細菌のシステムを変え、それが脳の機能にも影響を与えていることを示唆しているのです。

砂糖だけでなく、ハチミツやメープルシロップなど果糖系の濃縮精製甘味料は、過食しやすい上に、体のしくみを越えた速度で体内に侵入して高血糖状態を招くので、多量のインシュリンがそれを抑えようとして低血糖状態を招きます。

その結果、さらに砂糖を要求するというサイクルにはまってしまいます。この欲求を理性で抑えるのは難しいのです。

雑穀ごはん主食の「未来食つぶつぶ」で、ラクラク砂糖断ち

砂糖が身体に悪いと知っていても、つい手が出てしまう、そして、食べると、食べた直後にまた食べたくなって、二個目のケーキに手が伸びてあるだけ食べてしまう、というループにはまって苦しんでいる人がたくさんいます。

原因は栄養失調です。「満腹栄養失調」と呼んでいます。前述したように、砂糖や果糖の仲間（メープルシロップ、ハチミツなど）は単糖類と呼ばれ、さらに過度に精製されているので、糖の代謝吸収を調節する食物繊維と、糖を分解するのに必要なビタミンB類などの微量栄養素が欠けています。

そのせいで、お腹はいっぱいなのに、食欲が止まらないという現象が起きます。微量栄養素の足りない単糖類を食べると、体は微量栄養素を求めて食欲を出すのです。この食欲は、体が生き残りをかけた生理的欲求なので、意志の力で止めることは難しいのですが、簡単に止める方法があります。

それは、雑穀ごはんを主食にすることです。食物繊維と微量栄養素たっぷりの雑

穀入りごはんを主食にたっぷり食べると、体全体に適切なペースで糖が補給され、微量栄養素によって着実に代謝されます。

その結果、体は本当の意味で満腹になり、食欲は嘘のようにおさまります。

そして、新陳代謝が活発になって余分な脂肪は排出されていきます。肌もよみがえります。

驚くほど簡単に砂糖断ちを叶えたたくさんの事例の中から、三例ほど紹介したいと思います。

重度の砂糖中毒からラクラク脱出！

北村美穂さん（京都）

学生時代から二〇年以上の砂糖中毒で、かなり末期症状、何とかしたいけど諦めていました。食べても甘いと感じなく、満足することがなく、チョコ一袋を平気で食べていました。

二〇一七年夏、子供の離乳食をきっかけに、「未来食つぶつぶ」と出会っておいしさに感動！　実践を続けていたある日、ふと、甘さへの衝動がないことに気づきました。大好きだった市販のお菓子を食べた時に「もっともっと！」とならずに手を止めることができたのです。

学びと実践を続けることで、食への不安がなくなり、心が元気になり、生きることが楽しくなりました。

今では、夫も子供も家族丸ごと未来食生活を楽しんでいます。

子供のころからお菓子作りが好きで、バターや砂糖とともに生きていた私が……

田村智子さん（埼玉）

多い日には、お菓子のバラエティーパック一袋、ポテトチップス一袋、炭酸飲料一リットル、手作りお菓子を一回で食べていたほど。特にチョコレートは大好きで日課のように食べていました。

そんな私が、一日半でヴィーガンスイーツ三〇点以上学ぶ、未来食セミナーScene2に参加してびっくり！　砂糖無しなのに甘くておいしい素敵なお菓子の数々を、もうお腹に入りませんというくらい食べさせてもらって幸せな気持ちでいっぱいになりました。

そして受講後は夢中で作って食べ続けたら、市販のお菓子を食べたい気持ちがどんどん消えていきました。あんなに好きだったチョコも食べない自分に驚いています！

今では、自宅でつぶつぶ料理教室を開いて未来食つぶつぶ流のカンタンおいしいヴィーガンスイーツを教えています。

チョコレート止めたら冷えが解消、ポカポカの体に!

山口奈都子さん（北海道）

健康な食生活を目指して一倍気をつけていたのに、罪悪感を持ちながらもチョコレート、クッキー、菓子パンと次々食べてしまう自分が止められませんでした。

そんな私が、こんなに簡単に砂糖中毒から脱出できるなんてびっくりしています。未来食つぶつぶの砂糖フリーで心から満足できるヴィーガンスイーツを作って食べていたら、てんさい糖やきび糖、メープルシロップさえも必要なくなりました。

それだけでなく、イライラが減り、ちょっとしたことで不安になったり、不必要に落ち込むこともなくなりました。

湯たんぽが必須で、いつも冷えていた足先が、今ではポカポカです。

第五章

環境を破壊しないヴィーガン・ライフスタイル

——垣本　充

ゴア副大統領とパチャウリ博士にノーベル平和賞

環境面では、国連・気候変動に関する政府間パネル（ＩＰＣＣ）議長で、二〇〇七年に当時のゴア米国副大統領と共にノーベル平和賞を受賞したパチャウリ博士は**「肉の消費量を減らせば、地球温室効果ガスを効果的に減らせる」**と主張しました。

その内容は、牛などが直接出すメタンガスに加えて、食肉産業による牧場づくりのための熱帯林の伐採や、飼料や肥料の生産や輸送などで排出する二酸化炭素（CO_2）などは温室効果ガス全体の約一八％になり、この割合は自動車などの輸送機関で生じる温室効果ガス一三％（ＩＰＣＣ試算）を上回るというものでした。

パチャウリ博士の提言をうけて、二〇〇九年六月に英国ロンドンで**ポール・マッカートニーがミートフリーマンデー（肉なしの月曜日）**、すなわち、週に一日、肉を食べないことで地球温暖化を防止させようと、この運動を始めました。

私たち日本ベジタリアン協会も同年一二月にパチャウリ博士の推薦を得てこの運

動を国内で始め、現在、ミートフリーマンデー・オールジャパンにこの活動は継承されています。

そして、そのヴィーガン急増の流れを受けて、米国ＣＮＮが今年（二〇一七年）四月、そのウェブサイトにコロンビア大学准教授でジョンズホプキンス大学准教授を兼任するジョージ・Ｃ・ワン博士の**「ヴィーガンになって世界を救おう！」**と題したメッセージを公表しました。

ワン博士は近年の世界的規模の異常気象など気候変動に問題があるのは畜産業であり、それは自動車産業などによる化石燃料の大量消費より環境負荷が大きいと指摘します。

また、世界の穀物の三五パーセントが家畜の飼料に供給される間に、地球上では多くの人たちが飢えで苦しんでいるのです。

同時に、アマゾンにおいて切り倒されている土地の八〇パーセントは、肉牛の放牧など畜産業に起因しています。

ワン博士は可能な食事解決策を調査し続け最終的に、**「ヴィーガン食は温室効果**

ガス排出を減らすための最も効果的な食事法」であると主張します。（著者によるCNN記事概訳）

このような、ワン博士の主張を米国の有力メディアの一つであるCNNが取り上げたことは重大な出来事です。

ワン博士のメッセージは、日本ベジタリアン協会が標榜する「**人と地球の健康を考える**」と共通した、ベジタリアニズム、ヴィーガニズムの重要性に繋がることだと言えます。

個々の健康だけでなく、私たちが生きる地球という惑星の健康（環境保全）に想いを馳せるヴィーガンは一時のブームに終わらずこれからも増え続けるでしょう。

ポール・マッカートニーのミートフリーマンデー

ポール・マッカートニーが始めたミートフリーマンデーは、彼の知名度もあり、この運動は瞬く間に欧米を中心として世界中に広がりました。

米国ではミシガン州知事がこの運動を支持し、カナダのケベック州、ベルギーのケント市やドイツのブレーメン市は週一ベジデーを制定。世界的なスポーツブランド「プーマ」は本社食堂（ドイツ）で月曜を菜食の日にしています。

ポールがベジタリアンになったのは亡くなった前妻のリンダの影響のようです。一九六九年に結婚し、二人の合作のアルバム『ラム』（アルバムの表紙は子羊（ラム）とポールとの写真）をリリースした一九七一年頃にはベジタリアンになっていたようです。

彼と結婚したリンダは歌手でありながら、ベジタリアン食品「リンダ・マッカートニー・レンジ」を発売し、彼女が亡くなった今も、このブランドは英国で人気を保ち続けています。

私がポールと係わりが出来たのは、このリンダが関係しています。一九九九年に国際ベジタリアン連合（ＩＶＵ）がベジタリアニズム啓発に貢献した人を讃えるマンカー賞を、前年亡くなったリンダに授与することを決定しました。

その時、私は当時ＩＶＵの学術理事を務めていた関係でマンカー賞の審査員を務め、リンダに票を投じました。

ロンドンでの表彰式には、リンダに代わってポールが代理で賞を受け取りに来たことは英国で話題になったそうです。

残念ながら、私は仕事の関係で授賞式に出席できませんでした。これがきっかけで、ポールが来日される際にＩＶＵやリンダのことを記した親書を送り、ＪＰＶＳアワード（日本ベジタリアン協会賞）を受理して頂きました。

二〇一三年の公演パンフレットには、彼が亡妻リンダについて述べた箇所があります。「リンダ・マッカートニー・フーズは、この二〇年間で、どれだけベジタリアニズムが変化したかという調査をしました。その結果は、かつては冷やかし半分だったベジタリアンのライフスタイルが、今や世界のトレンドとなっています。英国だけでも、二年後にベジタリアンは二倍になるだろう。リンダが最初にベジタリアン食品を出した時は、彼女がパイオニアで、業界で食に選択の自由があるという革命を起こしたのです。これを僕たちは発展させたいと思っています。」（抜粋和訳）

七〇歳を越えたポールは、なんと三時間に渡って水も飲まず、三〇曲以上の楽曲を熱唱してくれました。このスタミナもベジタリアンであることに由来しているのでしょう。ポールに会えると決まった時、なぜか「ザ・ロング・アンド・ワインディング・ロード」の楽曲が頭の中に流れてきました。

長く曲がりくねった道だったけれどベジタリアニズム啓発活動を行ってきて、彼に出会うことができたことは生涯の大きな喜びです。コンサートでこの曲を聞いた時は本当に感動しました。

中南米の熱帯雨林の伐採と、一ドルバーガーの関係

それでは、なぜ菜食が地球温暖化を防止するのか？なぜ肉食が地球温暖化を推進するのか？について考えてみましょう。

地球上の陸地の約三分の一を占める熱帯林は、二酸化炭素を吸収して酸素を放出する光合成を行っています。この巨大な光合成は、温室効果ガスの約六五％を占める二酸化炭素の増加を阻止する重要な役割を果たしてきました。

ところが、一九六〇年以降、中南米では熱帯林を肉牛の放牧地にするために開墾しています。ブラジルのアマゾン流域では約七〇%、コスタリカでは約八〇%の熱帯林が放牧地などの開墾のために消滅しています。

その結果、二〇一一年の米国農務省統計によると、ブラジルは世界一の牛肉輸出国になっていました。日本に国内産のプレミアムビーフを輸出している米国は、実は世界一の牛肉輸入国で、中南米の安価な牛肉を輸入して一ドルバーガーを実現しているのですが、その背景で、熱帯林の消滅により温室効果ガスが増えて地球温暖化が促進されているのです。

さらに問題なのは、反芻動物である牛によって生じるゲップは二酸化炭素の二〇倍以上の温室効果を持つメタンを排出します。その量は全世界の生活活動で排出されるメタンの三七%にも当たります。同時に牛や豚などの農場では、温室効果ガスの亜酸化窒素が家畜の排泄物から発生します。

このように、菜食を選択することは、健康保持や病気予防だけでなく、地球環境を保全するのです。まさに、ベジタリアンは「人にも地球にもやさしいライフスタイル」の具現者なのです。

ヴィーガン食こそ環境負荷を減らす最善の方法

菜食と環境問題のなかで、食肉生産や養殖漁業と水問題について考えたいと思います。

水は地球上に住む全ての動物や植物が生きていく上で欠かすことの出来ないものです。地球には約一四億㎦の水が存在していますが、そのほとんどは海水で、私たちが利用できる淡水は全体のわずか二・五％しかありません。

人口増加に伴って地球的規模で水の使用量が拡大し、アフリカや中東、アジア、オセアニアなどの一部地域で慢性的な水不足により、人々が苦しんでいます。**世界全体で水不足一歩手前の「水ストレス」の状況にある人は地球人口の約一〇％、七億人に達しています。**

近年、**水浪費の産業として畜産業が問題視されてきました。**

環境省（二〇一三年）報道発表資料によれば、産業廃棄物の種類別排出量の第一位は汚泥四三・六％ですが、第二位は動物の糞尿で二二・二％を占めています。世界的な動物愛護団体ＰｅＴＡは食用に飼育されている家畜が排泄する糞便は全人口が排泄するものの一三〇倍になると試算しています。

農林水産省はＨＰ上に畜産環境問題のページを作成し、増えつづける家畜排泄物による悪臭や水質汚染といった環境問題を取り上げています。

水汚染の元凶の一つと言われる畜産業の主な汚染物質としては、家畜の排泄物、家畜の成長促進や病気予防に使われる抗生物質などを挙げることができます。

そのように、我が国の地下水の汚染について、家畜排泄物、施肥、生活排水などが原因とされる汚染物質の基準値が最も高く、水環境分野において緊急の課題となっています。

水汚染から水消費に視点を変えてみれば、世界的には、畜産部門の水使用は全体の約八%を占め、主に飼料作物の灌漑に使われています。

しかし、最近、ファクトリー・ファーム（工場式農場）方式による食肉生産システムの発展が問題とされています。

世界の水利用の区分として最も大きいのが農業部門ですが、利用した水を再利用できない消費的な利用の割合も最も多いのです。

国連・世界水資源評価および計画（WWWAP）によれば、水一㎥で生産できる小麦の量は〇・二～一・二kgであるのに対して、濃厚飼料で肥育する牛肉の生産量は〇・〇三～〇・一kgです。

すなわち、牛肉生産で使用する水の量は小麦生産の七倍～一二倍に上ります。また、環境白書によれば、牛肉生産にはトウモロコシ生産の約一一倍の水が必要とされています。

このように、食肉生産は穀物生産に比べて水を大量に浪費するのです。

一方、**養殖漁業の増大による水汚染も問題化しつつあります。**水産白書によれば、二〇〇一年から二〇一一年にかけて、世界の養殖魚生産量は八八・九％も増加しました。国別では中国の生産量が五〇一七万トンと最も多く、世界の約六〇％を占めています。日本の生産量は九一万トンで世界の一・一％で中国の五五分の一程度です。養殖漁業は生産効率が非常に悪いと言われています。

たとえば、養殖ハマチの体重を一kg増やすのに、イワシが八〜九kgも必要なのです。また、養殖魚への餌の投与は海水の富栄養化から水質汚濁を引き起こして赤潮を発生し、環境に大きな負荷を与えます。

いま、環境保全の視点からベジタリアンライフを選択する人たちが増えつつありますが、肉や魚を食べないヴィーガンは、真に「地球にやさしいライフスタイル」なのです。

ヴィーガンは世界の飢餓を救う

食料問題、特に途上国の飢餓の問題にもベジタリアンは大きな関心をもっています。国際ベジタリアン連合の活動目標の一つは途上国援助なのです。

大量の肉を生産するのに天文学的な量の穀物を消費します。国連食糧農業機関（FAO）などの統計によれば、一〇〇〇平方メートルの土地から得ることのできるタンパク質の量は、大豆三九・九kg、牛肉二・二kg、大豆は牛肉の実に二〇倍近くも効率よくタンパク質を得ることができます。

このようなわけで、肉食一人分の食事は菜食二〇人分に匹敵すると言われます。飼料を大豆から穀物に替えて換算すれば、肉食一人分の食事は菜食一〇人分に匹敵します。

ベジタリアンは菜食によって地球上の飢える人たちを救いたいという人道的な発想を持っています。

現在、世界の飢餓人口は約八億二〇〇〇万人。九人に一人が飢餓に苦しんでいます。これは食べ物が足りないからではありません。

なぜなら、年間生産される穀物約二六億トンが世界に住む七六億人に平等に分配されていれば、一人当たり年間三四〇キログラム以上食べられることになり、（いま日本人が食べている穀物の量は年間約一五〇キログラムですから)、飢餓はなくなります。

世界中の全ての人たちが十分に生命を維持するのに足りる食べ物は生産されています。

また、開発途上国の約五人に一人は、五歳になる前に飢餓が原因の栄養失調や病気で死亡しているという日本国際飢餓対策機構の資料や、二〇六二年に地球人口が一〇〇億を超えるという国連・世界人口統計(二〇一二年度版)の予測から、**二一世紀の食糧事情を考えると、菜食は単に合理的な食生活というだけではなく、人々が平和に共存して行くために欠かすことのできないライフスタイルであり、ヴィーガンのライフスタイルは時代の潮流になるものと考えます。**

パンデミックや感染症に動物食が関係

致死率七〇%と言われる**エボラ出血熱**は一九七六年のスーダンおよびコンゴ民主共和国での流行が最初で、エボラウイルスに感染することで発症します。

エボラウイルスは、コウモリなどの動物に生息しています。感染した動物（コウモリ、チンパンジー、ゴリラなど）に接触することで、エボラウイルスは人間へとうつり、エボラ出血熱を発症すると考えられています。

また、**SARS（重症急性呼吸器症候群）**は二〇〇二年一一月一六日に中国広東省から発症し、その後、香港、北京などから世界中へ拡大しました。SARSの原因は野生動物（ハクビシン）の摂食が原因とされています。最終的に八〇九八症例と七七四死亡例が報告されました。

二〇二〇年に世界中を巻き込んだ**パンデミック・コロナウイルス**は、コウモリの屠殺がこの新型ウイルスの起源と言われています。

このような、ウイルスによるパンデミック（世界的に流行する感染症）への治療法は現時点で対症療法しかなく、自己の免疫力を高めるしか方法はありません。

さて、その免疫力を高めるには菜食が最も効果的、例えば、ニンジンやピーマンなどに含まれるビタミンAは体内の粘膜を正常に働かせる力があります。

また、レンコン、ジャガイモ、ブロッコリーに多く含まれるビタミンCは白血球の働きを強化して免疫力を高めます。

さらに、ニンニク、タマネギ、長ネギに多く含まれる硫化アリルは、一部が体内でアリシンという成分に変化し、免疫力を高める効果があります。

パンデミック以外にも肉食と関係する病気があります。それは食肉の汚染で、その代表的なものとして、**狂牛病（BSE）**と**病原性大腸菌O-157**による食中毒をあげることができます。

狂牛病は、一九九六年三月、英国保健相と農業相の政府見解によって、EU（欧州連合）を巻き込む大事件に発展しました。

この見解は、人間の中枢神経が侵され、脳がスポンジ状になって痴呆化し、死に至るクロイツフェルト・ヤコブ病の一〇症例が、この病気によく似た狂牛病からの感染、すなわち、汚染された牛肉を食べたことによって発症する可能性を示唆するものでした。

狂牛病は、羊のスクレイピーと呼ばれる病気から種の壁を越えて感染したという説が有力です。スクレイピーに感染した羊の臓器や脳を粉末にして濃厚飼料として牛に与えたことにより、ウイルスよりも小さなプリオン（自立増殖性タンパク）に牛が感染したのです。

生産効率を考えるあまり、羊のくず肉を飼料とした英国の食肉産業のあり方に疑問と異議を唱えたいと思います。

一方、病原性大腸菌O－157による食中毒については、一九九三年米国西海岸でハンバーガー用のミンチ肉による食中毒で約七〇〇人が感染、四人が死亡。

一九九六年には、感染源は突き止められなかったのですが、O－157の食中毒によって堺市などで九〇〇〇人が感染し一二人が死亡しました。

米国の例では、牛の腸に常在する病原性大腸菌がハンバーグ用のミンチ肉の製造工程で混入したとの調査結果が公表されています。

ここまで述べた以外でも、成長ホルモンや抗生物質の投与など食肉汚染は、近年、大きな社会問題になってきています。

第六章

日本発、おいしい「未来食つぶつぶ」で世界貢献

――大谷　ゆみこ

文明の発展に負けない体をつくる「未来食つぶつぶ」

めざましい勢いで発展している人工的な暮らしの中で、私たちのいのちを支えるもの、それは「食べ物の生命力」です。

私たちが都会のコンクリートジャングルで生きていられるのは、食べものを通して環境の生命力を補給しているからです。

食べ物は、環境と私たちを直接つなぐヘソの緒の役割を持っています。

生活が人工的になればなるほど、体はより生命力のある食べ物を必要とします。人類が文明を生かし、活用して生きていくためには、生命力のある食べ物についての本来の知識を学び、料理の技術と食べ方のルールを身につけて、人工的な環境に負けない生命力を、常に体の中にみなぎらせておくことが必要です。

私たちを取り巻く環境は加速度的に汚染され続け、食べ物までが人工化して生命力を失いつつあります。環境破壊は、体という内なる環境でもすさまじい勢いで進んでいます。

このまま、自然のルールに反した食生活を続ければ、文明を活用して快適に生きる前に体の方が文明に負けてしまいます。

今、一番に力を注がなければならないことは、生命力活用術としての未来食つぶつぶを実践して自分自身の内なる環境破壊をくい止めて心身を立て直し、その知恵を拡大して、人工の生活の中から生命力を壊さずに得られる快適さだけを選ぶことです。

ヴィーガンは、体の生命力と地球の生命力を同時に取りもどすことを可能にする地球人みんなの必須科目です。

とはいえ、動物食を止めただけのヴィーガンではその役目を果たすことができません。

雑穀が主役、創造性にあふれた日本生まれの「未来食つぶつぶ」の知恵と技術は、

生命力にあふれるおいしさを楽しみながら健康になれる新しいグルメの提案です。

世界遺産になった「和食」の国から発信される究極のおいしいヴィーガン食術として、世界に貢献したいと思っています。

個人、企業、行政が一致協力して、**「食汚染の真相と実態」「食べものと体の本当の関係」「大地と食生活の関係」「地球生命史」「食生活の新しい指針と未来像」「心身を健康にするおいしい料理術」**について学び合って、世界にヴィーガン和食「未来食つぶつぶ」を発信していくという夢があります。

「未来食つぶつぶ」七つの食習慣

体という生命システムの運営ルールにかなった「未来食つぶつぶ」が提案している七つの食習慣を紹介します。これは現代食以前の日本の食習慣の土台でした。

1　ごはん主食

2　植物性食品中心
3　手料理
4　システム活用
5　発酵食
6　日常風土食
7　信頼

それが丸ごとひっくり返ったのが、次にあげる現代の七つの食習慣です。
この現実から動物性食品を抜いたヴィーガンでは、健康になることができません。
未来食つぶつぶの実践によって食習慣を丸ごと転換する必要があります。

1　おかず重視
2　動物性食品が主役
3　成分依存
4　工場で料理

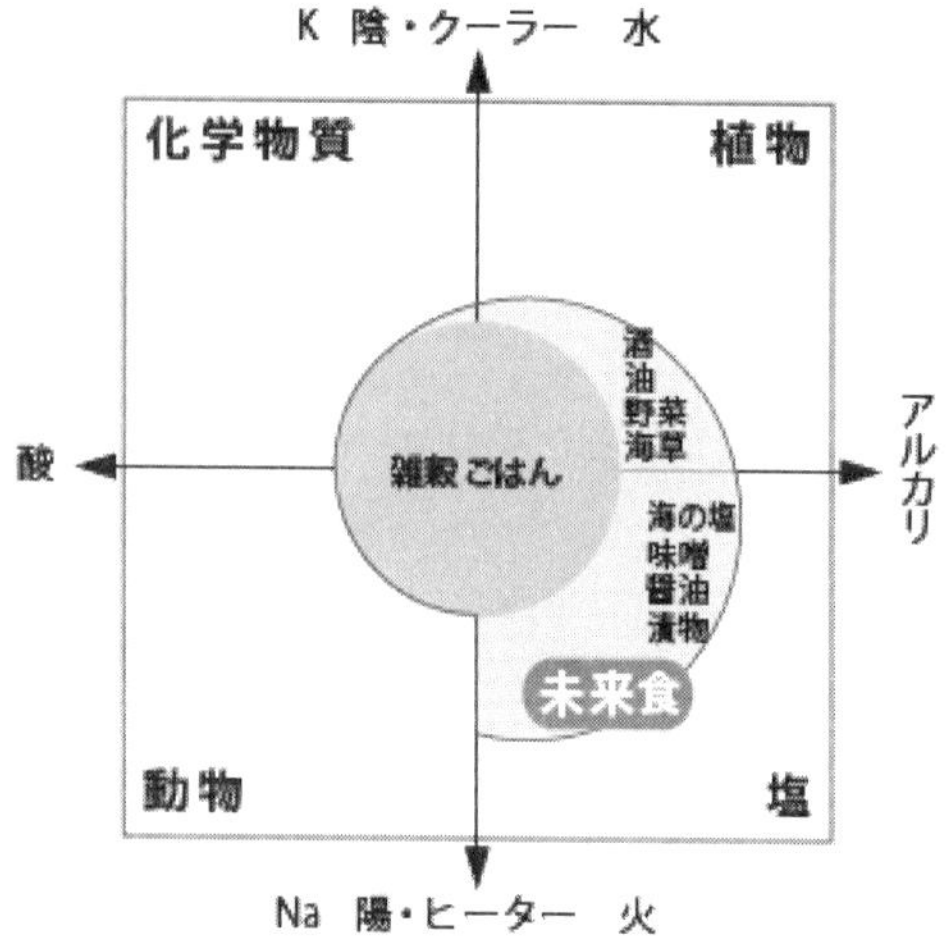
K 陰・クーラー 水
化学物質
植物
酒
油
野菜
海草
酸
雑穀ごはん
アルカリ
海の塩
味噌
醤油
漬物
未来食
動物
塩
Na 陽・ヒーター 火

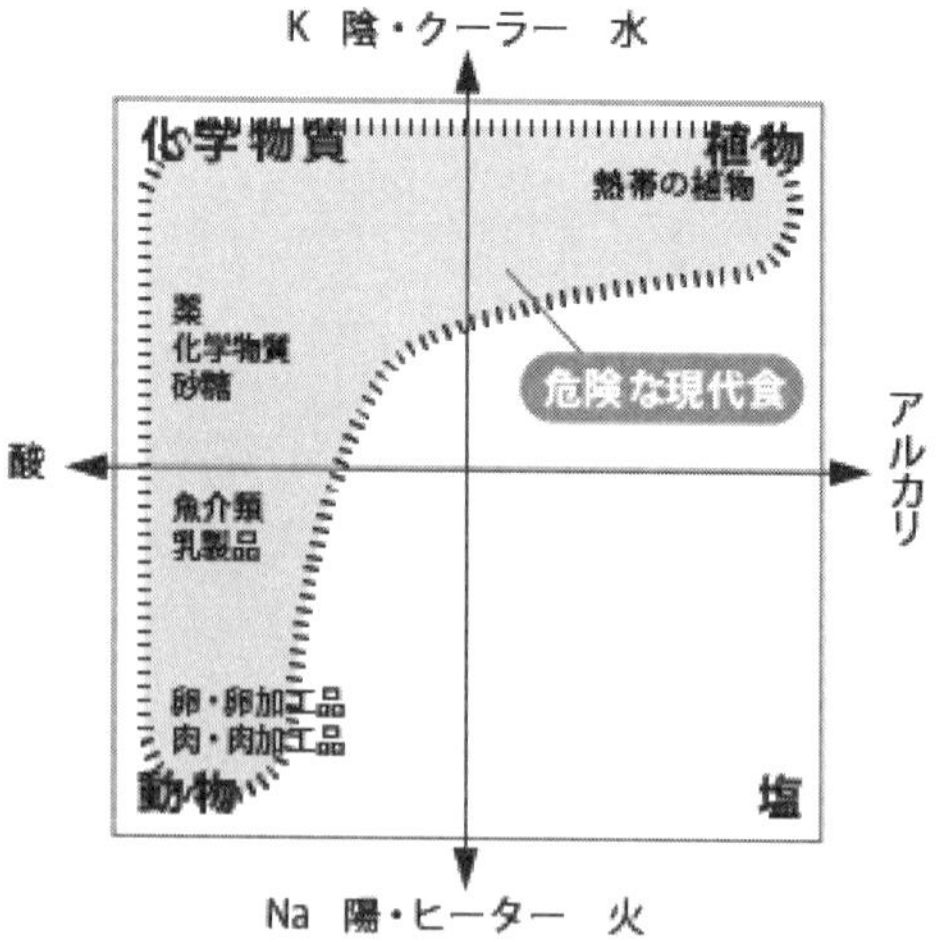
K 陰・クーラー 水
化学物質
植物
熱帯の植物
薬
化学物質
砂糖
危険な現代食
酸
アルカリ
魚介類
乳製品
卵・卵加工品
肉・肉加工品
動物
塩
Na 陽・ヒーター 火

5　殺菌食
6　毎日がごちそう
7　制限

「未来食つぶつぶ」五つの基本と七つのキーフード

食といのちのバランスシートをガイドにした五つの基本ベースにすれば、自然に食習慣をまるごと転換することができ、安全においしくヴィーガンライフを楽しめます。

また、伝統製法で作られた無添加の七つのキーフードを毎日取り入れるだけでも、味覚が整い、腸内バランスも整っていくので、健康なヴィーガン生活が実現します。

「未来食つぶつぶ」食生活五つの基本

1　雑穀二割を加えたごはんやパン、雑穀料理で八割穀物を実現

2　植物性の食材だけを使う

3　基本は国産の旬の食材を使う

4　料理にもスイーツにも砂糖などの甘味料を使わない

5　海の塩、こうじ発酵調味料、漬け物にこだわる

「未来食つぶつぶ」食生活七つのキーフード

①　雑穀

②　海の塩

③　麦味噌と雑穀甘酒

④　海草

⑤　エゴマ

⑥　赤梅酢

⑦　国産圧搾絞りナタネ油

超高速で世界規模に人や物が動き回り、新しいシステムが開発されて、やることが膨大に増えている現代に、歩く速度である時速四キロ時代の食生活や食スタイル

を持って来ても実現不可能です。
とはいえ、すべて手作りの自給が基本の時代は、今とは違った意味で忙しかったのです。

暮らしの中で工夫されてきたシンプルでシステマティックな庶民の食の知恵と技術を復活させて、現代に生きる私たちの生活にフィットするように再構築した食システムであり料理術が、「未来食つぶつぶ」です。

毎日の実践の過程で、思い切ってプロセスを省略する実験を繰り返すことによって、料理以前の料理と呼ばれるほどシンプルな調理法が開発され、少ない材料で、短時間に、うま味とコクのあるおいしさの料理が作れるようになりました。

完全栄養バランスの雑穀たちの個性的なおいしさと、真実の日本の食の歴史との出会いによって生まれた、新しいヴィーガンの提案である「未来食つぶつぶ」は、さらには最先端の生命科学の研究から医学的にもその効果が証明されています。

穀物、味噌、漬け物は高繊維のバランス栄養食品

高繊維食品というと野菜を思い浮かべると思いますが、じつはNo.1の高繊維食品は穀物です。中でも雑穀の繊維量の多さは目を見張るものがあります。

なぜなら、食物繊維というのは細胞壁を構成している難溶性繊維と、細胞内にゲル状に存在する水溶性繊維のことなので、細胞が凝縮された穀物は食物繊維とデンプンの塊なのです。

腸の働きを整えるためには食物繊維に富んだ食事が欠かせません。食物繊維には、消化吸収の調整や整腸作用があるので、ごはんを八割食べる食生活では便秘などに悩まされることはなくなります。

快便状態の腸は、消化酵素や免疫物質、脳内ホルモンをはじめとする各種ホルモンを適量作り出して、体の働きを調整し、体を守ってくれます。

動物食や精製食品には食物繊維は含まれていないので、便秘などを引き起こしま

す。便秘になると腸内で発生した肉食などによる有害物質が体内を巡ってしまうことで、肌荒れやシミ、シワ、薄毛や白髪、頭痛や生理痛、認知障害など様々な症状が引き起こされます。

腸の働き

①免疫力を強化しアレルギー症状を抑える
②病原体の侵入を防ぎ排除する
③ホルモンバランスをコントロールする
④必須ビタミンを合成する
⑤アンモニアや硫化水素の生成を抑える（がん予防、体臭の軽減）
⑥脳内麻薬物質を合成し、自律神経や精神ネットワークを制御する

次に日本が誇る発酵食、タクアンや梅干しなどの「漬け物」や、味噌、醤油、甘酒などの発酵食品は、食物繊維と酵素と乳酸菌の宝庫です。

日本の漬け物文化は、季節ごとに大地から萌え出る生命エネルギーと酵素を海の

エネルギーの結晶である塩で包み、大気中の微生物をキャッチしてその力を得て発酵させ、さらなる酵素と共に新たな栄養をも生み出した優れものです。

乳酸菌と酵母の発酵によって酵素やビタミン等の微量栄養素が増えるのです。その上タンパク質が分解されているので消化もとても良いのです。

漬け物の乳酸菌が生み出す乳酸には、腸内を弱酸性に保ち、雑菌を抑制して微生物バランスを整えて健康な腸を作る働きがあります。

日本型ヴィーガン未来食つぶつぶのパワーの土台は、雑穀と発酵食品です。

コラム　体臭が消え、便がまったく臭わない体になった

未来食つぶつぶを実践して八年目のある日、あることに気がつきました。朝の気持ちよい排泄の後、まったく臭いがしないのです。それから、毎回、確認していますが本当に臭いゼロが続いています。おならもまったく臭いません。

体臭も汗の匂いもアロマのようにかぐわしいものになりました。服の襟元もほとんど汚れません。これって美の極致ではないかとうれしいおまけを楽しんでいます。

雑穀ごはんのおいしさの秘密

雑穀には、個性的な色と食感を持つ多彩な種類があります。品種改良もほとんどされずに今に生き残ってきた雑穀には、力強くしなやかな野生の生命力が宿っています。

本来、「うまい！」「おいしい！」という感覚は、本来、栄養バランスが体の欲求と合致したときに感じるものです。**雑穀など穀物には、人間に必要な栄養や生命エネルギーがバランス良く含まれているので、おいしい、と感じるのです。**

赤ちゃんがおっぱいを飲んで感じる充足感や幸せ感と同じ感覚です。舌先を刺激するおいしさとは全く異なるおいしさです。

また、ごはんの主成分はブドウ糖の鎖であるデンプンですが、食べると、口の中では、噛んでいる間にデンプンが、唾液に含まれるデンプン消化酵素によってどんどん短く切られてブドウ糖に変化していきます。

変化の途中の多様な甘さと、ブドウ糖となった強い甘さの混ざった動的なおいしさが口の中に広がります。

ごはん特有の「食感」「噛みごたえ」もおいしさの一つです。

脳を適度に刺激して心地よさと共に脳細胞を活性化させます。

穀物には適量のリンが含まれていることもおいしさの原因です。

天然のリンは、骨の形成などに欠かせないミネラルで、穀物のうま味の大きな要素になっています。

さらに、リンにはエンドルフィンという脳内麻薬物質を適度に発生させる効果があります。これが、ごはんを食べるごとに幸せな気分になる秘密です。

このリンは野菜や海草など、ほとんどの植物性食品には含まれていません。

人間は、野菜だけの生活では味覚も体も満足できないのです。**多くの人がベジタ**

リアンやヴィーガンを続けられないのは、生理的な結果、サラダとフルーツでは人間は満足できないというメカニズムを知らないせいです。

感情的ヴィーガンが健康を損なう理由がここにあります。

反対に、肉などの動物性食品やインスタントラーメンなどの加工食品には多量のリンが含まれています。肉や加工食品を食べるとリンの量が多過ぎるために、エンドルフィンが過剰に発生して強烈な麻薬的陶酔状態を引き起こします。

これが、肉や加工食品を食べ続けると中毒状態になって止められなくなる訳です。肉食を続けると、それまで感じていた、ごはんを食べることで感じられた至福のおいしさも満足感も感じられなくなってしまいます。

〈雑穀料理〉と〈雑穀スイーツ〉で現代っ子救出大作戦

雑穀でおかずを作る！
雑穀でスイーツを楽しむ！

誘惑に満ちた環境に取り囲まれ、おかずをたくさん食べる食事やスナック感覚の一品料理がごちそうと思いこんで育った現代っ子達（大人もですね）は、どんなに健康に良いと言われても、栄養バランスは良くても、ごはんが主食のシンプルな食事では、舌と心が満足できません。

そこで閃いたのが、雑穀でおかずやスイーツを作る大作戦です。

雑穀は、穀物の仲間なのでベースは母乳のようなニュートラルな味ですが、米、小麦よりははるかに味が濃く、それぞれ独特の食感もあるので、雑穀をごはんに入れるだけではなく、食材として活用すると、挽肉や卵やチーズやミルクやお魚風の料理が作れます。

雑穀を新感覚の料理食材として活用すれば、日本の風土に合わない肉や卵や乳製品が無くても、子ども達の大好きメニューが何でも作れます。

例えば、「高キビ」という雑穀は、挽肉のような色と食感があるので、ハンバーグやミートソース、キーマカレーやマーボー豆腐など、挽肉料理は何でも肉を使ったものよりおいしく作れます。

その上、麹で発酵させることで、シュガーフリー、ノンカフェインのチョコクリームにもなります。

「ヒエ」の粉を使うと驚くほど簡単に、卵無しでマヨネーズやカスタードクリームが作れます。ミルクなしでクリームシチューもパンナコッタも作れます。

卵のような風味のある「もちキビ」、チーズのような食感の「もちアワ」、鶏そぼろのような食感の「うるちアワ」、白身魚に変身する「ヒエ」、**個性的な雑穀の食感を活用することで、ガマンいらずどころか、グルメヴィーガンライフが実現します。創作したレシピは三〇〇〇を超えます。**

新しいグルメ食材の雑穀

新しいグルメ食材として雑穀を食卓に呼び戻すことで、ごはん主食の食生活をおいしく楽しく実践することができます。

グルメ食材としての雑穀の特徴を紹介します。

＊畑の挽肉／ミートつぶつぶ 高キビ

歯ごたえキュッ挽肉風の色と食感

高キビはアフリカ生まれ。中国経由で日本に伝わってきた赤茶色の粒はもち種です。中国ではコウリャンと呼び、白乾（パイカル）という蒸留酒が有名です。日本では中国から来たという意味でモロコシと呼んだり、背が高いキビという意味で高キビと呼んできました。

粒は米粒大ですが丸いのが特徴です。

●煮えにくい粒なので、伝統的には粉に挽き、団子などにして食べてきました。薄紫の粉ですが、煮えると美しいパープルブラウンになり、香ばしい粉です。

●粒で料理するのはつぶつぶ流の発明。圧力鍋で炊くか一晩水に浸けて炊きます。ふっくらつやつやに炊きあがった赤紫色の粒はそのまんま挽肉のよう。高キビを同量の水加減で、時間を短くして炊くと、キュッキュッとした歯ごたえと弾力のある食材になり、挽肉に見立てて、ハンバーグやミートボールが作れます。
●一・五倍量の水加減でやわらかく炊くと、そのまんま食べてもおいしいおこわ風ごはんになります。野菜などと炒め合わせると、あっという間に見た目も歯ごたえもボリュームも大満足のメインディッシュが作れます。
●倍量以上の水加減で煮込むと、ミートソース、マーボー豆腐、チリビーンズなどソース系の挽肉料理が作れます。
挽肉料理と違って臭みがなく、ほのかな甘みがあって、肉で作るよりおいしいと大人気です。

＊畑の卵／エッグつぶつぶ もちキビ
ビビッドな黄色ふんわり卵の風味と食感

もちキビは、小キビ、イナキビとも呼ばれ、アワやヒエより少し大きめの粒です。コレステロールを抑制する働きが注目されている雑穀です。

炊きあがりは鮮やかな黄色。卵風味のふんわり感のあるとろみとコクがおいしい雑穀です。

●白米に二～三割混ぜ、自然塩を加えて炊くと、白と黄色のコントラストが嬉しいおこわ風ごはんになります。

●もちキビを一・八倍の水加減で炊くと、まるで炒り卵みたいに炊きあがり、好みの野菜と炒め合わせれば、組み合わせ次第でスクランブルエッグを超えたおいしいもちキビソテーが色々作れます。卵を使わずにおいしいオムレツも作れます。

●一・三倍の水加減で炊くと、もっちりきりっとした小粒の黄色いもちもちごはんという感じで炊きあがります。のり巻きやおはぎにするときれいです。

●小麦粉と塩を混ぜるとアメリカンドッグやピロシキの生地になります。生地をそのまま平らにのばして焼くとパンケーキになります。

＊畑のチーズ／チーズつぶつぶ　もちアワ
とろ～り、とろけるまろやかな風味、鉄分豊富

アワは、世界のいろいろな国々で、「アワ粥を食べると、おっぱいの出が良くなる」「産後のカラダの回復によい」と言われてきた雑穀です。鉄分が多く貧血を予防します。

アワは、パラリとごはんのように炊きあがる「うるちアワ」と、もちもちトロリと炊きあがる「もちアワ」に分かれます。

●もちアワは、二～三倍の水加減で炊くと、とろ～りと、とろけるチーズみたいに炊きあがります。やさしいクリーム色で自然な甘みがあります。塩味を強めに整えるとさらにチーズ風のおいしさが出現します。特に、白っぽい品種のもちアワは、ほんのりスパイシーな洋風の味わいがします。

●もちアワがあれば、とろけるチーズ料理はおまかせ！　ピッツアもクリームグ

ラタンも臭みがなくてチーズよりおいしいと評判です。

＊畑の鶏肉／チキンつぶつぶ うるちアワ ふんわり、パラリプチプチ感が楽しい

うるちアワは長い間、ヒエと並ぶ日本の主食作物でした。明治のはじめでも、米よりも多量のうるちアワが栽培されていた記録が残っています。

●直径一・五㎜ほどの茶味がかった黄色の粒でうま味が強いのが特徴です。タンパク質も多く、プチプチ、パラリの鶏そぼろのような風味と食感が楽しめます。

●そぼろ炒めや、ナゲットは誰もが喜ぶ人気メニューです。

＊畑のお魚／フィッシュつぶつぶ ヒエ
しっとり、ホロリミルキーなコクでお魚に、クリームに

ヒエは東北地方の貧しさの代表のように思われてきました。が、名前に似合わず、体を芯から温めて元気にする働きがあるので、冷え性の人には特におすすめのつぶつぶです。

また、ぼそぼそしたまずいもの、というイメージもありますが、事実は全く反対でミルキーなコクのあるおっぱいのようにやさしいおいしさは感動的です。

見かけはちょっと灰色がかった粒ですが、洗うと、ぐっと色白になります。

●炊きあがりは、かすかに黄みがかった温か～いイメージで真っ白ふんわりしています。

●ヒエには、アワやキビと違って、もち、うるちの違いはありませんが、水加減しだいで、もっちりとも、パラリとも、炊き分けられます。

●例えば、一・三倍の水加減で炊くと、パラパラのクスクス風に、一・五倍でふ

っくらごはん、二倍でマッシュポテト、三倍でホワイトソースに。マッシュポテト状のものはコロッケやナゲットなどに活用できます。

●冷めると固まる性質が強いので、熱々のうちに料理するのがポイントです。一・八倍でヒエを炊き、炊きたての熱いうちに山芋をすりおろして混ぜると白身魚のすり身（しんじょう）のような生地ができ、やわらかさを保つことができます。

●このしんじょうを使うと、お魚風味の料理が無限に作れます。

●ヒエの粉があれば、クリームシチュー、マヨネーズ、ババロア等を、卵もミルクも使わず一〇分で作れます。

＊畑の豚肉／ポークつぶつぶ 粒ソバ
脂肪分に富む豚挽肉の食感で心臓を強化

ソバの粒は、ほとんどが粉にされて麺やそばがきとして食べられてきましたが、山形県では昔から粒のソバを実ソバと呼んで、煮物や蒸し物、汁ものなどの具として食べる習慣がありました。

粒の大きさは高キビよりやや小さめの立体三角、緑がかったグレーの粒です。血管の老化を防ぎ、毛細血管や心臓を強くするルチンを含む雑穀として注目されています。

●鍋で簡単に炊け、さっと空煎りしてから炊くと、香ばしさが増しておいしく炊きあがります。タンパク質と脂肪が米の二倍も含まれているせいか、炊きあがった粒ソバには旨みとコクがあります。食感は高キビとは違ってソフトです。

●野菜と炒め合わせて醤油をジュッとまわしかけるだけで、おいしい挽肉炒め感覚の一品ができあがります。

●粒マカロニ感覚でグラタンやサラダに混ぜたり、スープの浮き実にしてもおいしくいただけます。

●山芋とセージを混ぜて蒸し、ソテーすると、本格粗挽きソーセージを超えると評判のつぶつぶソーセージができます。味噌を混ぜた粒マスタードが合います。

●ギョウザやロールキャベツも、粒ソバがあれば、肉なしでおいしく作れます。

＊つぶつぶパスタ 押し麦
つるっとした喉ごし弾力

初夏に収穫される麦は、米や他の雑穀と比べてカラダをリラックスさせ、やさしくクールダウンする働きがあります。

粒は米より大きい白ですが、真ん中に黒い線があります。この線が栄養たっぷりの胚芽で中心まで続いています。

煮えにくいので、麦を煮て平らにつぶして干した押し麦が伝統的に使われてきました。

●炊きあがった押し麦は弾力のあるパスタのような食感の粒なので、粒パスタ感覚でサラダに、スープに、活用しましょう。完全栄養のパスタです。

●他の雑穀と混ぜると、プリプリした歯ごたえをプラスして新しい食感を生み出すことができます。

●九州ではもちアワと麦の炊き合わせごはんが、ふんどしを締め直すほどおいしいと評判の大ご馳走だったそうです。
●ちなみに麦みそも大麦から作られています。

＊つぶつぶプチお団子 ハト麦
お団子食感の薬膳つぶつぶで色白美肌に

熱帯アジア原産、数珠玉（じゅずだま）の仲間のつぶつぶです。まん丸で米より大きな白い粒、もち種です。日本では江戸時代から栽培されています。強壮作用があり解毒効果も強いので、漢方ではこの粒を薏苡仁（よくいにん）と呼びます。

胃を丈夫にする。神経痛などの痛みを取る。リューマチを回復する。イボを取る等種々の薬効があります。
●体の中からの美容効果が期待できるつぶつぶ食材ですが、特にその効果が凝縮されているつぶつぶがハト麦です。

●脾臓の働きを強めてシミや肌荒れ、老化を防ぎ、美しい肌を作ってくれるので、ごはんやお粥に混ぜたり、料理食材として楽しみましょう。

●炊き方は高キビと同じです。炊きあがった粒の食感はお団子のよう、小さなお団子と思って活用してみましょう。

●ただし、薬効が強いので、食べすぎには気をつけましょう。食卓のアクセントという感覚で取り入れます。

＊畑のタラコ／タラコつぶつぶ　アマランサス

プチプチキュッキュたらこを超えるおいしさ

たらこなどの小さな魚の子のプチプチ感が楽しめる雑穀がアマランサスです。粒は最小でクリーム色、あんパンについてる芥子粒そっくりです。

●高温に熱した鍋に一さじ入れて煎ると、粒がはじけて真っ白なポップコーンのようになります。ちょっとビターなほろ苦いパフ状のミニ粒シリアルとして、サラダやケーキのトッピングに使えます。

●インドではポップアマランサスのおこしを聖なるお菓子としてラマダーンの断食明けに食べる習慣があります。

●さっと煎って、スライスした生姜か乾したシメジと一緒に煮ると、独特の匂いが消えて、よりうま味の高いコクのある味になります。

●ゆでたてのパスタと炒めあわせて作るパスタは大人気！

●日本の雑穀と違って、ふやけることがないので、炊きたてを調味液に浸けてマリネしておくと、パンなどにのせてカナッペにしたり、サラダドレッシングやトッピングとして多彩に活用できます。

＊畑のキャビア／キャビアつぶつぶ キヌア

透明なゴールドカラー繊維とカルシウムの宝庫

標高二五〇〇～四〇〇〇メートルのアンデスの高地で育つ雑穀。繊維とカルシウムが飛び抜けて多く、アンデス農民の間では、今でもキヌアを食べると長生きすると信じられています。

粒の色はクリームイエロー、キビに似ていますが、キビより扁平で糸状の胚芽が円盤状の粒のまわりに、くるりとついています。スープにするとその胚芽が細い三日月のように浮かんでとてもきれいです。また、料理にするとふわふわ繊維がからんだ独特の食感が楽しめます。

- 炊きあがりは透明感のある金色で、歯ごたえがありながらふわっとしたおいしさが特徴。
- 固めに炊くとコシがあり、鶏ひき肉代わりに使えます。柔らかめに炊くとタピオカのような食感が楽しめます。

ふやけないので、トッピング食材として活躍します。マリネにすればやわらかさを保って保存でき、気軽に雑穀のある食卓を楽しめます。

＊南インド・ネパールの主食 シコクビエ
消化酵素を含むアルカリ性の穀物

マスタードシードそっくりの大きさと色をしているシコクビエは粉にして食べます。

道ばたでも育つと言われるほどのたくましい生命力と、殻がないので収穫して粉にすればすぐ食べられるのが特徴です。
●唯一、アルカリ性の穀物で、デンプン消化酵素を自身が持っているので、消化の良い健康食材としての研究が世界的に進められています。
●茶色いシコクビエの粉はそばに次いで火が通りやすいのが特徴です。インドやネパールでは、そばがきのように熱湯に入れて混ぜ、さらに火にかけて練り上げてもちもちの大きなお団子にしたり、お好み焼き風に焼いて食べます。

●料理食材としては、葛のように水に溶いてとろみ食材として活用できます。

●具だくさんの野菜スープに多めに入れると、茶色いマッシュポテトサラダのようなおいしい一品ができあがります。もちもちっとした食感のプルンとした生地です。

●炒めた野菜に混ぜて練り上げると肉のパテ風になります。

●パンやクッキーに一～二割混ぜると色もアースカラーになり、サクサク感のある香ばしい焼き上がりになります。

＊北米生まれのつぶつぶ ワイルドライス

むかごの香り、色黒、長身

ワイルドライスは、北米大陸の五大湖の湿地に自生するマコモの仲間です。北米先住民は、マノーミンと呼びます。「聖なる種」という意味です。彼らは、ワイルドライスを、祖先の神様が自分たちに贈ってくれた魂を養う食べ物と思っています。

秋に船でこぎ出して粒をしごいて収穫します。粒の色はダークなベージュですが、水分を飛ばすために焙煎して保存するので黒くなります。

●山芋のむかごとそっくりな、どこか洋風の匂いと弾力のあるホッコリした食感が特徴です。

●白米の一割くらいをごはんやピラフに炊き込むと新しいおいしさが楽しめます。

●ワイルドライスを二倍の水加減で炊くと香ばしいナッツ感覚の粒になります。

●サラダや炒め物にトッピングしたり、ディップに混ぜると、大陸の独特の香りが加わって食卓の世界が広がります。

＊古代うるち米 赤米

お米の祖先、さらっと力強いごはん

米の祖先で赤飯のルーツと言われる赤米は、うるち米です。赤いのはもみ殻と皮の部分で中は白です。

赤米の赤い色素は赤ワインに含まれるポリフェノールの一種、カテキンで、強い抗酸化作用があります。

日本に一番最初に栽培されていたのは、赤米だと言われ、枕草子にも出てきます。今でも天女伝説の残る地域に残っています。

現代の白米はもち米と掛け合わせて品種改良したものですが、赤米の炊きあがりは、もちもち感はなくさらっとしています。

ネパールでトレッキングをした時に山の宿のおばあちゃんが乾していたのが赤

米でした。
●豆のスープとセットの定食を食べたら、白米を出すところは何度でもおかわりできるのにそこでは盛り切りです。エネルギーが強いのでそんなには食べられないのです。盛り切りのごはんで大満足でした。
●色素が強いので、白米の一割くらいをごはんに炊き込むと美しいさっぱり系のごはんになります。

＊古代もち米 黒米
もち米の祖先、濃い紫と独特の香り

もち米の祖先と言われています。もみ殻と皮に色があり中は白です。黒米の色は実は濃い紫色で、ブルーベリーなどに含まれる色素と同じ種類のアントシアニンというポリフェノールです。

二〇〇〇年以上も前から日本で栽培されていた古代米で、当時は祝いごとや神への供え物として使われていました。

黒米は、虚弱体質を改善して、胃腸を丈夫にします。造血作用もあります。中国の民間の言い伝えでは、黒米を食べると肌が滑らかになり、髪の毛を黒くし、若返りに効果があり、頭の働きも良くなると言われています。

●白米より味が強く濃く、独特の味わいと風味があります。白米の一～二割くらいをごはんに炊き込むと紫色のきれいなもちもちごはんになります。

●黒米だけを炊いた黒く光るごはんは、中国やタイでは甘くして薬膳の餅菓子にします。

●もちもち感のある黒いつぶつぶ食材として活用すると食卓の幅が広がります。

雑穀×ヴィーガン×おいしい ——日本発「未来食つぶつぶ」で世界に貢献する

未来食つぶつぶの実践で、美と健康と長寿を楽しみながら、環境を守り社会に貢献することができます。

健康を破壊するのは、「冷え」と「便秘」と「腸の微生物バランスの乱れ」です。**冷える食べ物の過食を避け、繊維たっぷりのごはんを主食として食べ、味噌、醤油、甘酒などの発酵食品を常食することで、簡単に解決できます。同時に美と長寿が手に入ります。**

色白できめ細やかな肌を、もち肌と呼びますが、かつての日本女性の美しさを支える大きな魅力でした。

もち肌は、穀菜食民族ならではの日本人の特徴だったのです。

肉食では、肌のきめが粗くなり、加齢による劣化がひどくなります。西洋人の肌は一六歳くらいからどんどん老け込んで深いしわだらけ、白雪姫の魔法使いのおばあさんのような顔になっていきます。

かつての日本のお年寄は、ニコニコのおかめ顔になって、年をとってもほんのりピンクの小さなシワがかわいい顔になっていきました。

もう一つの日本人の特徴は、体毛と体臭の薄さです。日本人だけでなく一般に東洋人は西洋人に比べて、体毛が薄く、体臭もきつくないといわれます。これも、菜食と肉食の対照的な違いです。

「未来食つぶつぶ」を続けると、かつての日本人のような体毛の少ないもち肌や黒髪を手に入れることができます。このあと列挙する様々な不調に悩まされることもなくなります。

現代は、小児成人病という言葉があるくらい、子どもの内から、以前は老年期に向かってかかる人もいる病気が若年化、一般化しています。

多くの子どもたちが乳児のときからアトピーやアレルギーや鼻炎、中耳炎などの炎症性の病気にかかり、早くから近視になって眼鏡をかけるということが、特別ではなくなっています。

多くの女性が、重い病気でなくても、日常的なだるさや疲れやすさ、冷え性や便秘などに悩まされています。さらに、冷え性は女性だけの悩みではなくなっています。

主な症状を列挙してみました。根本の原因は「冷え」と「便秘」と「腸の微生物バランスの乱れ」です。

そして、冷えの原因は砂糖、果物、スパイスをはじめとする熱帯性の食品の過剰摂取と過度な減塩です。

★冷え性 ★便秘 ★腸の不調（微生物バランスの乱れ）

隠れ貧血（だるさの正体）、体臭・口臭
肥満・痩せすぎ・過食・摂食障害
生理痛、無月経、不妊
PMS、月経前症候群、憂鬱、イライラ、肌荒れ
アレルギー、花粉症・鼻炎、アトピー
過敏症、胸が張る、頻尿・尿漏れ、浅い呼吸
抜け毛、枝毛、傷んだ髪、シミ・ソバカス、シワ

頭痛、膝の痛み、腰痛、ひび、あかぎれ、手の荒れ
自律神経失調症、寝起き悪い・不眠・浅い眠り
ＡＤＨＤ（注意欠陥、多動性障害）、糖尿病、リウマチ
白髪・薄毛・脱毛、更年期障害、骨粗鬆症、認知症

体が冷え切っていたら酵素は働けません。その意味で、体を冷やす果物や生野菜食のローフードはお勧めできません。

生野菜には酵素があるかもしれませんが、そうは量を食べられませんし、採れたてでなければ酵素の力は半減してしまいます。

ジュースは絞りたてでなければ効果がないばかりか、体を冷やす力が強く、繊維に包まれていない糖分の塊なので、害の方が大きいのです。

穀物を主食とした栄養バランスの整った、やや陽性で弱アルカリ性に整った日本型のヴィーガン食生活「未来食つぶつぶ」を続けると、冷え性が消え、便秘が解消され、健康の要である腸内の微生物バランスが整い、血液も浄化されます。

肌もすべすべぷるんになり、髪も丈夫になり艶が出ます。列挙したような種々の症状に悩まされることもなくなります。そして、健康長寿が実現します。

こんな幸せを満喫するのと同時に、環境問題解決にも貢献できる食生活が日本生まれの「未来食つぶつぶ」、次の五つのガイドラインをベースに、日本の歴史と風土との対話から生まれた食システムであり、料理術です。

①心と体においしい食生活

舌先を喜ばせるおいしさにさよなら！　全身の細胞が喜ぶ天恵のおいしさを楽しもう。

②生命力を創造する食生活

環境汚染の外を跳ね返せる免疫力を育て、生命本来の力を最大限に発揮して生きよう。

③地域自給可能な自立型食生活

安心と自由を手に入れる一番の鍵は食の自立から。

④人と地球を犠牲にしない平和な食生活
自然や人々や動物を犠牲にしなければ手に入らないおいしさはもういらない。

⑤生命力に充ちた食べ物を命のルールで調理する食のアート
シンプルで多彩、手料理を楽しみ、そのおいしさに感動する。
季節の生命力に充ちた食材との対話に心ワクワク、体イキイキ。

「未来食つぶつぶ」13の効果

1 舌が満足
2 からだが満足
3 こころが満足
4 からだがあたたまる
5 腸が元気になる
6 簡単に作れる

7　経済的
8　おなかいっぱい食べて、シェイプアップ
9　デトックス効果がある
10　肌がきれいになる
11　若さを保つ
12　自然との一体感を感じる
13　楽ちんお産、楽ちん子育て

非常時にも強い未来食つぶつぶ生活

穀物や発酵調味料中心の食生活は、ほとんどの食材が常温で長期保存可能です。主食のごはんや麺は、料理すると数倍にふくらみます。根菜類も冷蔵庫に入れると長く保存できるので、未来食つぶつぶ食生活を食の土台にすれば、いつでも少なく見積もっても二週間から一カ月は買い物無しで食卓を整えることができます。

だから、いざという時にあわててインスタント食品などを買いだめしたりする必

要がありません。

停電しても、常温で日持ちするおかずが多いので、安心豊かな食卓を囲んでやり過ごすことができます。

『うちって最強だね』と娘が感嘆！

名張真理子（北海道）

地震で停電し、周囲の家では、コンビニやスーパーに長蛇の列ができ、日々の食事に困っている中、我が家は焦って買い物に行くこともなくいつもと変わらない食卓。

未来食つぶつぶを学んでいたので、安心して高キビのハンバーグや、もちキビのオムレツを普段通りに楽しめました。食卓についた娘が『うちって最強だね』って言っていました。

何があってもこれで子供たちを守れる！

伊藤信子さん（岩手）

東日本大震災の時「つぶつぶは本当にサバイバルフードだ！」って痛感しました。

どんな非常時でも、食べないわけにはいきません。

震災のとき、とっさに思い出したのが、未来食セミナーで習った「人間は、米と水と塩さえあれば生きていける」ということでした。

当時、家に玄米のストックも、塩や味噌のストックもあったので、「これで子どもたちを守れる！」と安堵したことを今でも覚えています。

暖房がなくても、ストック食材で体の中からポカポカ

石井ともみさん（青森）

東日本大震災のとき、電気も信号も止まり、幸いガスや水は出ましたが、青

森はまだまだ雪の降る三月。東北一帯が道路なども寸断され 物資が届かない状態でした。

でもすでにつぶつぶを実践していたわが家は困ることはほとんどなかったのです。

もちろんそれは断水もなくライフラインの復活も比較的早かったからという恵まれた状況だったこともありますが、もともと、つぶつぶ料理で使うお米や雑穀、乾物、海藻、塩、しょう油、油などの調味料などの常温で保存できる食材は多めにストックしてあったし、卓上カセットコンロもあったし、よし、ストーブつかないならつぶつぶ料理食べて体の中から温まろう！　って暖房以外はふだんの生活と全く変わりなく過ごしました。

つぶつぶ料理教室の世界ネットワーク構想

日本の家庭をつぶつぶ料理教室に変身させるための活動をはじめて五年目になり

ます。つぶつぶ料理コーチの養成講座を開講しています。現在九〇人の料理コーチが誕生して、自宅を拠点に料理教室を開催しています。

第一段階の目標は、人口の半分を占める成人した日本女性の一％、五〇万人に「未来食つぶつぶ」を届けて、ゆるぎない心身の健康を土台に、日本人として凛と輝いて生きる女性を増やし、愛と社会性のある家庭のネットワークを育てることです。

二五〇人のつぶつぶ料理コーチが二〇〇人の生徒に伝えると五万人に伝わります。一人が家族に伝え、一〇人に口コミすれば、日本女性の一％の五〇万人以上に伝えることができる、という目標を目指して活動しています。

次の目標は、世界各地に「つぶつぶ料理教室」のネットワークを広げることです。

「未来食」の意味は「生命を健全に未来につなぐ食」です。「つぶつぶ」の意味は「穀物を主食にする食」という意味です。

「未来食つぶつぶ」は、人間本来の食への回帰を表す言葉なのです。

「未来食つぶつぶ」を日本から世界に発信することで、それぞれの地域に合った未来食つぶつぶが生まれていくという新たな夢が生まれています。

ヴィーガンは、天性と天才を発揮して人間として生きる食スタイル

それぞれの生物には、それぞれに決められた食性というものがあります。

例えば、カイコは桑の葉だけを食べてタンパク質の塊であるシルクを吐き出します。ヤギやシマウマやウシなどの草食動物は、人間が消化できない草や木の葉を食べて筋肉たっぷりの体を作っています。パンダは笹を食べて大きな身体と素晴らしい毛並みを維持しています。

多数派である草食動物は他の動物を殺して食べたりしませんが、少数派である肉食動物はシマウマを襲って食べます。

私たち人間が殺し合いの無い平和な世界を望むなら、肉食動物のように振る舞うことを止める必要があります。

人類が主食として火を使って、ごはんやパンに加工して食べてきたその地域の穀物は、肉食動物とも草食動物とも異なるニュートラルなエネルギーを持っています。穀物は体のフィジカルなバランスを保つだけでなく、心のバランスも整えてくれる食べ物なのです。

人間のお母さんの体から出るおっぱいは、思考し、想像し、創造する脳を先に成長させ、体はゆっくり環境に適応しながら育つような栄養配分になっています。同じおっぱいでも、牛の出すおっぱい、つまり牛乳は、体を素早く成長させますが、脳に関しては思考力や想像力などを育てる栄養は含まれていません。

人間が離乳してから食べる食事にも同じ役割があります。その核になるのがごはんなのです。

思考し、想像し、創造するという天性と天才を持った人間の食べ物が、火で調理した穀物です。

「未来食つぶつぶ」を実践すると、体の健康と共に心が整い豊かになって、思考力や判断力などのセンサーが敏感になります。

人間の体のしくみと気候風土の生命循環のルールに則して料理された穀物主食のヴィーガン料理は、人間らしい心や意識を呼び覚まし、本来持っている天性や天才を引き出してくれます。

感受性が繊細かつ敏感になり、判断力や集中力が上がり、やる気が湧き出します。性格も明るく前向きになり、穏やかで根気強い面が現れます。

食の転換によって、一人一人の体と心が調和すれば、その集まりである世界は本来の軌道を取り戻すことができます。

あとがき

ヴィーガンという言葉は、世界最古の英国ベジタリアン協会会員の中で植物性食品しか食べない人たちが集まって、一九四四年に英国ヴィーガン協会が設立時につくられたものです。

その精神は「あらゆる生命への尊厳」です。この西洋型ヴィーガンは主に米国で医学的に、また環境科学による裏付けがなされてきました。

一方、ジャイナ教や仏教の影響による「殺生禁断」の教えを基にした東洋型の完全菜食は、宗教的・哲学的な背景により、その教えはわが国で一三〇〇年以上受け継がれてきました。

この生命の尊厳を脅かす、パンデミックや地球温暖化、異常気象、途上国の飢餓などグローバル規模で重大な出来事が現在多発しています。

それら東洋型と西洋型のそれぞれの主張からある共通点を見出しました。それは「あなたの心身の健康と地球環境問題」を同時に解決するライフスタイルが「ヴィーガン」であるという結論です。

参考資料

〈認定NPO法人　日本ベジタリアン協会〉

一九九三年設立、一九九四年に欧米で一〇〇有余年の歴史を有する世界的なベジタリアン統括機関である国際ベジタリアン連合（ＩＶＵ）に所属。ベジ・ヴィーガンに関する健康や栄養や地球環境保全、動物福祉、途上国援助等の講演会やワークショップを全国規模で開催・後援。また、英国ベジタリアン協会、英国ヴィーガン協会等と交流し、国際基準のベジ・ヴィーガン食品推奨事業を行う。
協会ＨＰから発信する新着ニュースやフェイスブックは会員のみならず、メディア関係の方々の情報源となっている。
協会　　：http://www.jpvs.org
協会ＦＢ：https://www.facebook.com/groups/248335621934969/

〈日本ベジタリアン学会〉

二〇〇〇年に日本ベジタリアン協会所属の大学教授、医師、管理栄養士、環境活動家、倫理学者、料理研究家などが集まり、ベジ・ヴィーガン関連分野の学術研究振興を目的として設立。現在、日本学術会議協力学術研究団体として、毎年、学会年次大会などの学術会議や国際水準の高度な専門知識を修得する「学会認定アドバイザーセミナー」を開催。同時に学会誌ベジタリアン・リサーチ「Vegetarian Research」を発行する。
学会ＵＲＬ：http://www.jsvr.jp/

〈一般社団法人ジャパンズヴィーガンつぶつぶ〉

日本の気候風土に適した日本人のためのヴィーガン食の啓発普及と国際的研究交流を目的として三つの活動に取り組んでいる。

1．日本型ヴィーガン食を普及啓発するフォーラムやイベントの国内外での開催

2．ヴィーガン食の研究、啓発普及に取り組む国内外の団体との交流と情報交換

3．機関誌「ジャパンズヴィーガンつぶつぶ」を季刊（年四回）発行（四万部）

法人ＵＲＬ：https://www.jvatt.net

〈(株)フウ未来生活研究所〉

活動名は「つぶつぶ」。一九九五年より「いのちと食べ物のほんとうの関係」と、それに則した食システム「未来食つぶつぶ」を学ぶ「未来食セミナー」を開催している。つぶつぶ料理コーチ養成講座を通じて講師を育て、全国の家庭を「つぶつぶ料理教室」に変容させるプロジェクトを推進中。国産雑穀のオンライン専門店「未来食ショップつぶつぶ」を運営。

公式ＨＰ　　　：https://tsubutsubu.jp

ショップサイト：https://tsubutsubu-shop.jp

参考文献

末次　勲：「菜食主義」（丸の内出版、一九八三年）
垣本　充：「21世紀のライフスタイル・ベジタリアニズム」（フードジャーナル社、二〇一四年）
垣本　充：「ヘルシーベジタン入門」（リヨン社、一九九〇年）
垣本　充：「歯育て上手は子育て上手」（農文協、一九九〇年）
大谷ゆみこ：「未来食」（メタ・ブレーン、一九九五年）
大谷ゆみこ：「ごはんの力」（KKロングセラーズ、二〇一五年）
大谷ゆみこ：「雑穀で世界に光を」（ヒカルランド、二〇一五年）
大谷ゆみこ：「7つの食習慣汚染」（メタ・ブレーン、二〇一七年）
大谷ゆみこ：「未来食7つのキーフード」（メタ・ブレーン、二〇一七年）
鶴田　静：「ベジタリアンの世界」（人文書院、一九九七年）
今村聰夫：「はじめてのホツマツタヱ　天の巻」（かざひの文庫、二〇一五年）
K・マクレーン（訳：土田満）：「Vege-dining」（Morris.Co. 二〇〇二年）
T・キャンベル（訳：松田麻美子）：「チャイナ・スタディー」（グスコー出版、二〇一六年）
「医学大辞典」（医学書院、二〇〇三年）
Jeremy Rifkin: Beyond Beef, William Morris Agency Inc., New York（一九九二年）
Peter Singer: Animal Liberation（一九七五年）
United Nations, Department of Economics and Social（二〇一三年）
栄養学雑誌（一九七八〜二〇一九年）

臨床栄養一一二〜一一四号（二〇〇九年）
小児歯科学雑誌（一九八〇〜二〇一九年）
歯科医学（一九八五〜二〇一九年）
Vegetarian　Research（二〇〇一〜二〇一九年）
J..American Dietetic Association.（一九八八〜二〇一六年）
J Clincal Nutrition（二〇〇一〜二〇一五年）
環境省：環境白書（二〇一三年）
厚生（労働）省：国民栄養調査（二〇一八年）
農林水産省：有機農業大全（二〇一九年）
国土交通省：多様な食文化・食習慣を有する外国人客への対応マニアル（二〇〇八年）
文部科学省：日本食品標準成分表（七訂）（二〇一五年）
次世代の薬剤師を創る会：http://www.yakuzaisi.org/
World Health Organization：https://www.who.int/
Food and Agriculture Organization：www.fao.org
United Nations Information Center：https://www.unic.or.jp/
International Vegetarian Union：www.ivu.org
New York Times：https://www.nytimes.com/section/us
Livekindly：https://www.livekindly.co/
Vegnews：https://vegnews.com/
plantbased news：https://www.plantbasednews.org/

〈著者プロフィール〉

垣本　充（かきもと　みつる）

認定NPO法人日本ベジタリアン協会代表理事。日本ベジタリアン学会理事長。国際ベジタリアン連合（IVU）終身会員・元学術担当理事。農林水産省ベジタリアン・ヴィーガン食品等JAS制定プロジェクトチーム座長。

三育学院大学特命教授　歯学博士。

関西学院大学理学部卒業、大阪府立大学大学院修了後、大阪歯科大学で歯学博士号を取得。大阪女学院大学教授などを経て現職。

一九九三年に認定NPO法人日本ベジタリアン協会を設立し代表理事に就任。一九九六年から八年に渡り世界のベジタリアン統括機関であり一一〇余年の歴史を有する国際ベジタリアン連合（IVU）の学術担当理事を務めるなど国内外で菜食の啓発活動を行う。

二〇〇〇年に日本ベジタリアン学会を設立し理事長に選出される。現在、学会は日本学術会議協力学術研究団体として東京と大阪での学会年次大会やベジタリアンアドバイザーセミナーを開催し、国際的かつ学際的分野の研究発展に資することを目的とした学会誌「Vegetarian Research」を発行する。

二〇一六年にはベジタリアニズム（ヴィーガニズム）振興のため、菜食に関連する健康や栄養、環境、動物愛護、ヨガなどジャンルを問わず、ベジタリアニズムの啓発活動や、ベジタリアンライフを実践できる有益なコンテンツなどを発信している人物や団体・企業を表彰する日本ベジタリアンアワードを制定し審査委員長を務める。

米国、英国、ブラジル、タイで開催されたIVU世界ベジタリアン会議で招聘講演、ロマリンダ大学（米国）やWHO国際ガン研究機関（仏国）等で研究交流を行う。

二〇二一年、農林水産省ベジタリアン・ヴィーガン食品等JASプロジェクトチーム座長を務める。

著書：『ヘルシーベジタリアン』（リヨン社）、『21世紀のライフスタイル・ベジタリアニズム』（フードジャーナル社）、『歯育て上手は子育て上手』（農文協）、『食生活概論』（化学同人）等。小児歯科学雑誌、歯科医学、栄養学雑誌、臨床栄養、Vegetarian Research など学会誌・学術誌に一〇〇篇を超える論文執筆。

大谷ゆみこ（おおたに　ゆみこ）
暮らしの探険家。未来食つぶつぶ創始者。女びらき塾主宰。株式会社フゥ未来生活研究所CEO。一般社団法人ジャパンズビーガンつぶつぶ（JVATT）創立者。日本ベジタリアン学会理事。
千葉大学工学部工業意匠学科卒業。一九八二年から生命のルールに沿ったおいしい「料理のデザイン」と、ワクワク弾む「心のデザイン」という分野を開拓し先駆的な活動を続けている。健康をもたらす日本生まれの雑穀が主役のおいしい食システム「未来食」を提唱。一九九五年に誕生した「未来食セミナー」のプログラムと全国九〇カ所のつぶつぶ料理教室の料理レッスンを通じて、家族ぐるみの健康と幸せのスキルを伝えている。活動の拠点は東京早稲田。山形県小国町で広葉樹林と七色の雑穀畑に囲まれた研修センター「未来食ライフラボ／いのちのアトリエ」を運営。
我が国で最も権威のあるベジ・ヴィーガン賞「日本ベジタリアンアワード」で、第一回ヴィーガン賞、

第二回大賞（グランプリ）受賞。女性初の日本ベジタリアン学会認定マイスター（現在取得者五名）。
著書：『オトナ女子は人生を食で奏でる』（幻冬舎メディアコンサルティング）、『未来食７つのキーフード』（メタ・ブレーン）、『ごはんの力』（ＫＫロングセラーズ）、『未来食～環境汚染時代をおいしく生き抜く』（メタ・ブレーン）など。
二〇一五年に「Creating a New Vegan Diet Culture through the Restoration of Washoku (Japanese Cuisine): a Proposal for “The Balance Sheet of Food and Life” Based on Yin-Yang Theory」が日本ベジタリアン学会誌に受理され、原著論文として掲載された。論文の日本語訳：http://go.tubu-tubu.net/ronbundl_all
公式ＨＰ　http://otani-yumiko.jp
公式ブログ　https://ameblo.jp/otaniyumiko-official/

完全菜食があなたと地球を救う
ヴィーガン

著　者　　垣本　充
　　　　　大谷ゆみこ
発行者　　真船美保子
発行所　　KK ロングセラーズ
　　　　　東京都新宿区高田馬場 2-1-2　〒 169-0075
　　　　　電話（03）3204-5161（代）　振替 00120-7-145737
　　　　　http://www.kklong.co.jp

印刷・製本　　大日本印刷（株）
落丁・乱丁はお取り替えいたします。※定価と発行日はカバーに表示してあります。
ISBN978-4-8454-2454-2　　Printed In Japan 2020